WECHSELJAHRE

Joyce Wouters

WECHSELJAHRE

Der alternative Weg:
Akupunktur ◆ Aromatherapie ◆
Bach-Blütentherapie ◆
Homöopathie ◆ Hydrotherapie

Aus dem Holländischen von
Madeleine Hofecker-van Slooten

WIEN · MÜNCHEN · ZÜRICH

Die medizinischen Verschreibungen in diesem Buch wurden sorgfältig ausgewählt. Eine Haftung der Autorin bzw. des Verlages und seiner Beauftragten für Personen-, Sach- und Vermögensschäden ist jedoch ausgeschlossen.

ISBN 3-7015-0322-2
Copyright © 1992 der holländischen Originalausgabe by De Driehoek BV, Amsterdam
Titel der Originalausgabe: De overgang op alternatieve wijze: natuurgeneeskundige behandelingen van lichamelijke en psychische klachten tijdens de menopauze
Copyright © 1994 der deutschsprachigen Ausgabe by Verlag Orac im Verlag Kremayr & Scheriau, Wien
Alle Rechte vorbehalten
Einbandgestaltung: Gerti Gnan unter Verwendung eines Photos von Margriet Blaauwbroek
Illustrationen: Gerti Gnan (Abbildung 1, 2, 3, 4, 5, 6, 7, 8, 9, 10, 13, 14, 15, 16, 25, 26), Christina de Vries (Seite 70), alle übrigen Abbildungen aus dem Archiv des Verlages De Driehoek BV, Amsterdam
Satz und Film: Bernhard Computertext, Wien
Druck und Bindearbeiten: Ebner Ulm

Inhalt

Vorwort

Als ich dieses Buch zum ersten Mal in die Hände bekam, dachte ich: „Schon wieder ein Buch über die Wechseljahre?" Bei näherer Betrachtung stellte sich jedoch heraus, daß Joyce Wouters ein Buch geschrieben hat, das auf diesem Gebiet einzigartig ist, ein Buch, das klare und ausführliche Informationen über alle vorhandenen Möglichkeiten bietet, die Wechseljahre gesund und vital zu überstehen. So können diese Jahre statt zu einem unangenehmen Zeitabschnitt mit lästigen Beschwerden zu einer fruchtbaren Periode werden, in der man an sich selbst neue Seiten entdecken kann.

Alles, was hierfür von Bedeutung ist, wird in diesem Buch behandelt: Zuerst werden die körperlichen und geistigen Veränderungen beschrieben, daneben die Beschwerden, die während des Wechsels auftreten können. Zu Recht lenkt die Autorin die Aufmerksamkeit auf die gesellschaftlichen Faktoren, die zu einem großen Teil bestimmen, wie eine Frau die Zeit der Wechseljahre erfährt, denn im abendländischen Kulturkreis wird Altern oft gleichgesetzt mit „keine Bedeutung mehr haben", „nicht mehr attraktiv sein", „nicht mehr mitzählen". Das gilt für Frauen in wesentlich stärkerem Ausmaß als für Männer.

Dann folgen in einzelnen Kapiteln Beschreibungen zahlreicher Behandlungsmethoden sowohl aus dem Bereich der „herkömmlichen" als auch der alternativen Medizin. Ausführlich – und wo immer es möglich ist, auf die Selbstbehandlung gerichtet – werden Hormonbehandlung, Homöopathie, Massage, Akupunktur und andere Naturheilverfahren beschrieben, außerdem der Einfluß von Ernährung, Yoga und Entspannungsübungen.

Die letzten Kapitel dieses Buches vervollständigen es im wahrsten Sinne des Wortes: Hier werden viele Anregungen gegeben, wie man in den Wechseljahren sowohl äußerlich (Übungen, Gesichtsmassage, Figurkorrektur) als auch innerlich (Meditation) möglichst viel Kraft gewinnen kann.

Das ganze Buch hindurch sind die umfassenden Kenntnisse und Erfahrungen sowie die positive Einstellung der Autorin zu Frauen deutlich spürbar. Das trägt mit dazu bei, daß dies für all jene ein wertvolles Buch geworden ist, die mit den Wechseljahren zu tun haben oder zu tun haben werden.

LUCIE PUFKUS
ÄRZTIN

9

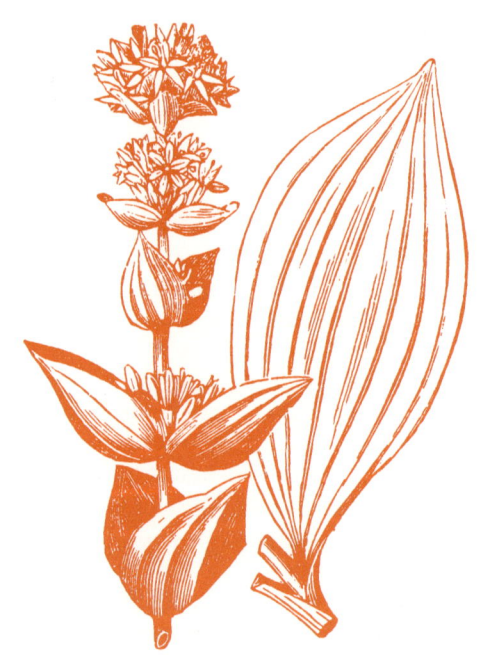

Einleitung

Ein Großteil der Frauen leidet während der Wechseljahre unter körperlichen und psychischen Beschwerden. Auch in meiner naturheilkundlichen Ordination werde ich damit häufig konfrontiert. Viele meiner Patientinnen erzählten mir, daß es über alternative Behandlungsmethoden von Wechseljahrbeschwerden nur wenige Unterlagen gibt. Neugierig geworden, ging ich in Buchhandlungen und Büchereien und mußte feststellen, daß ihre Beobachtungen richtig waren. Als ich mich nach Büchern über die Menopause erkundigte, führte man mich zu jenen Regalen, auf denen reihenweise Bücher über Themen wie Menstruation und Schwangerschaft standen. Die Wechseljahre wurden nur in einer kleinen Anzahl naturheilkundlicher Bücher behandelt oder in einzelnen Kapiteln von Büchern über die Menstruation oder das Altern. Informationen über alternative Behandlungsmethoden waren überhaupt so gut wie gar nicht vorhanden. Inspiriert von meinen Freundinnen und Patientinnen, beschloß ich, diese Lücke zu schließen. Das vorliegende Buch ist das Ergebnis.

Mein Ausgangspunkt ist, daß es das „beste" Heilmittel nicht gibt und daher jede Frau selbst bestimmen muß, was für sie persönlich am besten geeignet ist: eine schulmedizinische oder eine alternativmedizinische Therapie.

Um Ihnen diese Wahl zu erleichtern, finden Sie im ersten Kapitel eine Beschreibung der verschiedenen körperlichen und psychischen Faktoren, die während der Wechseljahre Einfluß auf Ihre Verfassung haben. Anschließend bespreche ich einige Behandlungen mit Hormonpräparaten, und in den darauffolgenden Kapiteln werden dann die unterschiedlichen alternativmedizinischen Behandlungsmethoden verschiedener Wechseljahrbeschwerden beschrieben.

Das Ausmaß, in dem physische und psychische Beschwerden Ihr Leben während der Menopause beherrschen, hängt sehr von Ihrer Gesamtkondition ab. Sie haben diese zum Großteil selbst in der Hand, und Sie können Ihre Widerstandskraft durch die richtige Ernährung, durch Pflege Ihres Äußeren, durch körperliche und geistige Entspannung und den Aufbau eines positiven Selbstbildes erhöhen. All diese Aspekte werden in eigenen Kapiteln behandelt.

Ich hoffe, Ihnen mit diesem Buch meine Überzeugung vermitteln zu können, daß die Wechseljahre nicht passiv erfahren werden müssen, sondern daß jede Frau selbst bestimmen kann, *wie* sie diese Übergangsphase erlebt. Wenn Sie Ihre Lebensweise gründlich überdenken, behalten Sie Ihre Vitalität und können *selbst* eine neue, Ihrer geänderten Situation möglicherweise besser angepaßte Richtung einschlagen. Vielleicht entdecken Sie bei sich selbst verborgene Talente, die Ihrem Leben neu-

11

en Auftrieb geben, wie es etwa bei meiner Freundin der Fall war. Sie wurde im Alter von 45 Jahren als Englischlehrerin für dienstuntauglich erklärt, fand jedoch einen neuen Lebensinhalt im Malen von Aquarellen, die inzwischen mit Erfolg ausgestellt werden. Oder wie bei einer Patientin von mir, einer Hausfrau, die mit 53 Jahren Witwe wurde und dann das Fotografieren entdeckte: Jetzt ist sie durch die Ausstellungen ihrer einmaligen Bilder sehr bekannt.

Die Frau kann die Wechseljahre auch als eine Phase der Veränderung betrachten, die schließlich zu einem neuen Lebensweg führt, der eine große Zahl von Entfaltungsmöglichkeiten mit sich bringt.

I. Veränderungen der physischen und psychischen Verfassung

Es läßt sich nicht leugnen, daß die Wechseljahre große Anforderungen an Ihre gesamte Kondition stellen. Wenn Sie die verschiedenen Veränderungen im körperlichen und im psychischen Bereich betrachten, ist es nicht verwunderlich, daß Sie in diesem Zeitraum optimale Lebensbedingungen brauchen, um von Beschwerden verschont zu bleiben. Nachfolgend finden Sie eine detaillierte Beschreibung der Veränderungen während der Wechseljahre:

Körperliche Veränderungen und Beschwerden

Obwohl der psychische Aspekt nicht geleugnet werden kann, dürfen auch die körperlichen Veränderungen auf keinen Fall vernachlässigt werden. Die deutlichste Veränderung während dieser turbulenten Jahre ist das allmähliche Ausbleiben der *Menstruation*. Bis zum Beginn der Menopause verläuft der Menstruationszyklus folgendermaßen: In der ersten Hälfte des Zyklus reift durch das FSH (follikelstimulierendes Hormon) ein Ei im Eierstock heran. Das LH (luteinisierendes Hormon) sorgt dafür, daß sich dieses Ei, wenn es reif ist, aus dem Follikel löst. Nach diesem Eisprung, auch „Ovulation" genannt, entsteht aus dem Follikel der Gelbkörper, der während des restlichen Monats das Hormon Progesteron produziert, und zwar bis ungefähr vier Tage vor der Menstruation. Wenn keine Befruchtung stattgefunden hat, sinkt der Progesteronspiegel. Aufgrund dieser plötzlichen Hormonsenkung löst sich die Schleimhautschicht von der Gebärmutter, sie wird abgestoßen, und es kommt zur Menstruation. Mit dem Beginn der Menopause – oder medizinisch gesprochen des „Klimakteriums" – wird die Fruchtbarkeit geringer, die Menstruation unregelmäßig. Manchmal werden Perioden übersprungen, allmählich werden die Blutungen schwächer und von kürzerer Dauer, bis sie schließlich ganz ausbleiben.

Der Zeitpunkt, zu dem die Menopause beginnt, ist nicht bei allen Frauen einheitlich, sondern liegt irgendwo zwischen 38 und 55 Jahren. Im Durchschnitt beginnt sie um das 45. Lebensjahr herum und dauert etwa zwei Jahre; wurden Gebärmutter und Eierstöcke vorher operativ entfernt, beginnt die Menopause jedoch früher.

Hat eine Frau unter 50 Jahren zwölf Monate lang oder eine Frau über 50 ein halbes Jahr lang keine Menstruation mehr, ist es wahrscheinlich, daß ihre Menopause begonnen hat.

Heftige Blutungen während der Menopause und schmerzhafte Menstruation mit zwischenzeitlicher Blutung dürfen Sie nicht ignorieren. Sie müssen unbedingt einen Arzt zu Rate ziehen.

Der Verlust der Fruchtbarkeit erfolgt zu jenem Zeitpunkt, zu dem in den Eierstöcken keine Eizellen mehr vorhanden sind, die heranreifen und somit zu einem Eisprung führen können. Dieser Zeitpunkt ist von Frau zu Frau verschieden und hängt zum Teil von Erbfaktoren ab. Während des Heranreifens der Eizelle werden im Follikel (in dem sich die Eizelle befindet) reichlich Östrogene produziert. Reift keine Eizelle mehr heran, ist auch die Produktion von Östrogen eingeschränkt.

Nach dem Eisprung bleibt der Follikel im Eierstock zurück, und dort wird dann unter anderem Progesteron produziert. Findet kein Eisprung statt, wird auch weniger Progesteron produziert. Das führt zu erheblichen Veränderungen in der Menge der Östrogene und des Progesterons im Blut sowie in ihrem Verhältnis zueinander, wodurch Wechseljahrbeschwerden entstehen können. Besonders die Verminderung der Östrogene ist für die meisten Beschwerden verantwortlich.

Nachstehend finden Sie die Beschreibung einiger Wechseljahrbeschwerden. Mit Hilfe des Registers am Ende des

Buches können Sie herausfinden, welche unterschiedlichen Maßnahmen es gibt, um diese Beschwerden so gut wie möglich zu bekämpfen.

Osteoporose ist eines der Leiden, die während der Wechseljahre auftreten können. Der niedrige Östrogenspiegel im Blut hat oft diese Form der Knochenentkalkung zur Folge, da dem Knochen Kalk und Eiweiß entzogen wird. Dieser Krankheit können zwar auch andere Ursachen zugrunde liegen, Tatsache ist aber, daß jede vierte Frau während der Menopause an Osteoporose zu leiden beginnt. Zusätzliche Risiken sind: frühe Wechseljahre, zu niedriges Körpergewicht, eine Überfunktion der Schilddrüse, Bettlägerigkeit, bestimmte Medikamente, Ernährung ohne Milchprodukte und Rauchen. Bei Frauen sind Östrogene für die Bildung von neuem Knochen erforderlich. Wenn sich nun die Produktion von Östrogenen in den Wechseljahren allmählich verringert, wird die Bilanz von Knochenbildung und Knochenabbau negativ. Das bedeutet, daß mehr Knochen abgebaut als gebildet wird. Die Knochen werden porös und zerbrechlich. Ab einem bestimmten Punkt kann dann der Knochen beim geringsten Anlaß brechen. Schwachstellen sind vor allem die Handgelenke, Rückenwirbel und Hüften. Hier kann der Knochen so schwach werden, daß er schon aufgrund der Last des Körpers bricht.

Was kann man tun, um Osteoporose zu vermeiden oder zu bekämpfen?

Die größte Präventivwirkung geht von der Ernährung aus. Im Kapitel über Ernährung finden Sie Hinweise zur Erhöhung des Kalziumgehaltes in Ihrer

14

Ernährung. Auch ausreichende und gezielte körperliche Betätigung sowie eine gute Haltung sind wichtig (siehe Seite 76 ff.). Regelmäßige Bewegung stimuliert die Bildung von Knochengewebe in jungen Jahren und verringert das Ausmaß des Abbaus im Alter. Außerdem können Hormonpräparate verschrieben werden, deren Wirkstoffe im Kapitel „Medikamentöse Behandlung von Wechseljahrbeschwerden" (siehe Seite 19 ff.) genannt sind.

Wallungen sind wahrscheinlich das bekannteste Phänomen, das als Folge der Störungen im Hormonhaushalt während der Wechseljahre auftritt. Hierbei wird die Haut plötzlich rot und warm, und es kommt zu einer (heftigen) Transpiration. Die Wallungen sind mit dem plötzlichen, heftigen Erröten und Transpirieren vergleichbar, das häufig während der Pubertät auftritt. Manche Frauen bleiben davon verschont, andere leiden jedoch ein Jahr oder noch länger besonders stark darunter.
Sollten Sie zu letzterer Kategorie gehören, empfehle ich Ihnen, keine synthetische Stoffe zu tragen, sondern Kleidung aus Naturstoffen wie Baumwolle, Seide, Leinen oder Wolle, also Stoffe, die „atmen" können.

Während der Wechseljahre wird die vaginale Schleimhaut allmählich dünner und trockener. Dadurch entsteht eine *Überempfindlichkeit der Vagina.* Das bedeutet nicht nur, daß der Geschlechtsverkehr schmerzhaft sein kann, sondern auch daß die Vagina anfälliger für Infektionen wird. Auch ein Jucken der Schamlippen kann die Folge sein.

Nächtliche Hitzestaus sind ein weiteres häufig vorkommendes Phänomen. Während der Nacht steigt die Körpertemperatur in einem solchen Ausmaß, daß Sie das Bettzeug von sich werfen und das Bedürfnis haben, aufzustehen, wodurch Ihre Nachtruhe in jedem Fall gestört wird. Leiden Sie darunter, ist es jedenfalls angenehmer, in einem Feuchtigkeit absorbierenden Nachthemd oder Pyjama aus Baumwolle zu schlafen. Wenn Sie vor dem Schlafengehen gerne warm baden, sollten Sie zum Abschluß kalt duschen oder sich die Zeit nehmen, außerhalb des Bettes noch eine halbe Stunde lang „auszudampfen".

Weitere Beschwerden, die während der Wechseljahre auftreten können, sind *Herzklopfen, Schwindel, Müdigkeit, Verdauungsprobleme* (Durchfall, Verstopfung, Blähungen), *Kurzatmigkeit, Kopfschmerzen, Ohrensausen, Brennen beim Urinieren.* Nicht alle körperlichen Beschwerden in diesem Zeitraum müssen jedoch auf die Veränderungen im Hormonhaushalt zurückzuführen sein. So kann übermäßiges Transpirieren auch von Erkrankungen der Nebennieren oder der Schilddrüse verursacht werden, Probleme beim Urinieren können die Folge von Harnweginfektionen sein.

Herzklopfen kann durch Blutarmut entstehen, manchmal auch durch einen übervollen Darm, der die Organe nach oben drückt; in diesem Fall ist vor allem ein regelmäßiger Stuhlgang sehr wichtig. Ist Herzklopfen eine Folge von Spannungen, kann die folgende Übung Linderung bringen: Atmen Sie

15

bei einem Anfall von Herzklopfen gut aus, indem Sie einige Male ordentlich husten. Entspannen Sie Ihre Mund- und Kiefermuskeln und atmen Sie danach kräftig mit einem „Aaahhh" aus.

Da Ihre Beschwerden verschiedene Ursachen haben können, ist es ratsam, bei anhaltenden Problemen *einen Arzt aufzusuchen*, um zu einer richtigen Diagnose zu kommen.

Seelische Veränderungen und Beschwerden

Die körperlichen Veränderungen während der Wechseljahre verursachen gleichzeitig oft psychische Beschwerden – aber Ihre psychische Verfassung in den Wechseljahren wird selbstverständlich nicht nur vom Körper beeinflußt, vielmehr spielt hier auch Ihre Lebenssituation eine große Rolle, und diese ist wiederum – im positiven und im negativen Sinne – sowohl von Ihrem persönlichen als auch von Ihrem gesellschaftlichen Umfeld abhängig.

Oft genannte psychische Beschwerden sind Depressionen, ständige Stimmungsschwankungen und das Gefühl, aus dem Gleichgewicht gebracht zu sein. Sie zeigen eine starke Ähnlichkeit mit jenen Problemen, die häufig zu Beginn einer Schwangerschaft oder in den Tagen vor der Menstruation auftreten. Teilweise sind sie körperlichen Ursprungs, und es wird jede Frau damit konfrontiert, aber das Ausmaß, in dem die Wechseljahrbeschwerden auftreten, ist stark von der Struktur der Gesellschaft abhängig, in der die Frau lebt. In Indien, Äthiopien, in der Türkei und in Nepal fällt der Zeitpunkt, zu dem die Frau unfruchtbar wird, mit jenem Zeit-

punkt zusammen, zu dem sie die gleichen Rechte und Privilegien erhält wie der Mann. Hier wird also der Status der Frau erhöht, und der Begriff „Wechsel" erhält damit in diesen Gesellschaften einen anderen Inhalt, als dies in der abendländischen Kultur der Fall ist. Bei uns erfährt die Frau zur Zeit der Menopause eine Status-Erniedrigung, die auf Faktoren wie Aussehen und Alter beruht. Sie wird in einer Kultur, in der nur junge und schöne Frauen geschätzt werden, nicht länger als attraktiv betrachtet. Alt bedeutet „nicht mehr mitzählen". Das Ausmaß, in dem die Frau den Einfluß dieser Kulturnorm erfährt, bestimmt in starkem Maße die Beschwerden, die sie während dieser Periode haben wird.

Wenn sie ihr Leben jahrelang nur in den Dienst ihrer Familie gestellt hat, hat sie wenig Chancen, dem „Leeres-Nest-Syndrom" zu entgehen: In unseren Breiten wird die Familie als Eckpfeiler der Gesellschaft betrachtet. Verheiratete Frauen werden kaum dazu ermutigt, außer Haus zu arbeiten. Das äußert sich z. B. in einem Mangel an Kinderkrippen und (einer Unterbewertung von) Teilzeitarbeit. Als Folge

16

hiervon gibt es in manchen Ländern Europas im Vergleich zu anderen Ländern nur eine geringe Anzahl von Frauen, die außer Haus arbeiten. Die Mutterschaft ist daher für viele Frauen die einzige gesellschaftliche Funktion, die sie bekleiden können. Diese Funktion entfällt jedoch in dem Moment, da die Kinder aus dem Haus gehen, sodaß sehr schnell Gefühle von Überflüssigkeit, Nutzlosigkeit und Depression entstehen können, daher das „Leeres-Nest-Syndrom".

Diese Situation hat jedoch auch positive Seiten: So ist es möglich, *in der Sexualität zu einer größeren Befriedigung* zu gelangen. Daß Frauen beim Älterwerden weniger imstande sind, einen Orgasmus zu erleben, oder weniger Lust zum Schmusen haben, ist ein Märchen. Die Veränderungen der Lebenssituation, wie z. B. mehr Ruhe, weil die Kinder aus dem Haus sind, können sogar eine Belebung des Sexuallebens zur Folge haben.
Es wäre übrigens schade, wenn körperliche Umstände diese neuen Möglichkeiten Ihrer Sexualität hemmen würden. Sie können selbst in verschiedener Art und Weise der Überempfindlichkeit Ihrer Vagina entgegenwirken. Das einfachste Hilfsmittel bei einer zu trockenen Vagina sind in der Apotheke erhältliche Gleitmittel, ebenfalls geeignet ist Kakao-Buttercreme. Es gibt auch eine östrogenhaltige Salbe, da aber die Hormone in dieser Salbe von der Haut aufgenommen werden und so in die Blutbahn gelangen, ist vom Gebrauch dieses Mittels abzuraten.
Sie können auch versuchen, die Schleimabsonderung der Vagina mit

Hilfe der eigenen Phantasie zu stimulieren. Denken Sie an das letzte Mal, als Sie Lust zum Schmusen hatten, und versuchen Sie, dieses warme Gefühl in Ihrem Unterleib wiederzubeleben. Dann stellen Sie sich beim Einatmen die Vagina weiter vor, beim Ausatmen enger. Machen Sie diese Übung täglich fünf Minuten lang. Seien Sie nicht ungeduldig: Nehmen Sie sich Zeit, um Ihr „Körpergedächtnis" wieder zu trainieren.

Mit den Wechseljahren sind noch weitere Vorteile verbunden: Sie können selbst bestimmen, wie Sie diese neue Lebensphase erleben. Wenn Sie dabei die Betonung auf eine gesunde Lebensweise legen, werden Sie Ihre Vitalität behalten und die geänderte Situation selbst in eine bestimmte Richtung lenken können. Sie werden mehr Freizeit haben, jetzt da die Kinder außer Haus sind. Sie können Hobbys entwickeln, die Freude machen. Die Rolle der Oma bringt mehr Vor- als Nachteile, was man von der Mutterrolle nicht immer behaupten kann. Vergessen Sie übrigens nicht die Nachbarkinder, Nichten und Neffen, die Ihr geduldiges offenes Ohr brauchen. Sie haben mehr Zeit für sie als deren überlastete Mütter.
Nicht zuletzt aufgrund der Emanzipationsbewegung wurden positive Entwicklungen in den traditionellen Mann-Frau-Beziehungen in Gang gesetzt. Es gibt immer mehr Männer, mit denen eine gleichberechtigte Beziehung möglich ist. Da mit einer reiferen Frau nicht mehr ausschließlich aufgrund ihrer sexuellen Anziehungskraft Kontakt aufgenommen wird, entstehen neue Möglichkeiten der Beziehungen

zu Männern. Sie können kamerad-schaftlicher werden, sodaß Frauen außer Freundinnen auch Freunde haben können.

Seit einiger Zeit ist in unserer Gesell-schaft eine Veränderung bezüglich des Klischees „alt = nutzlos" im Gange. Wir haben eine höhere Lebenserwar-tung, es entsteht eine große Gruppe von besser ausgebildeten und gesunden äl-teren Menschen, die gesellschaftlich weiterhin eine Rolle spielen. Auch Frauen profitieren davon. Vielleicht wird – so wie früher – das Alter wieder gesellschaftsfähig, und es werden Älte-re aufgrund ihrer Weisheit und Erfah-rung wieder um Rat gefragt werden.

18

II. Medikamentöse Behandlung von Wechselbeschwerden

Treten andauernd bestimmte Beschwerden auf, ist selbstverständlich ein Termin beim Hausarzt erforderlich. Wenn die Diagnose „Wechseljahrbeschwerden" lautet, können Medikamente verschrieben werden – Medikamente, welche die Beschwerden komplett verschwinden lassen, gibt es jedoch nicht. Es ist allerdings möglich, diese mit Hilfe von bestimmten Hormonpräparaten stark zu lindern.

Die mit der Menopause in Zusammenhang stehenden Beschwerden sind, wie bereits erwähnt, jedoch nicht nur körperlicher, sondern auch seelischer Art. Daher werden manchmal auch Beruhigungsmittel (Tranquilizer) verschrieben. Diese Medikamente können psychische Probleme nur vorübergehend lindern, sie beseitigen jedoch nicht deren Ursache. Sie bewirken die innere Dämpfung des Bewußtseins, wodurch Ihre Unruhe für einige Zeit aufgehoben wird. Langfristig gesehen, führen sie jedoch oft zu Abhängigkeit.

Da die körperlichen Wechseljahrbeschwerden der Verminderung der Östrogene zuzuschreiben sind, erhält die Frau in dieser Zeit zur Abdeckung dieses Defizits *Hormonpräparate*, die Östrogene enthalten. Läßt sich auch eine Osteoporose (Knochenentkalkung) feststellen, so wird ein Hormonpräparat verschrieben, das außer Östrogenen auch Gestagen enthält. Da die operative Entfernung der Eierstöcke bei einer jungen Frau genauso eine Verminderung von Hormonen zur Folge hat, werden auch in diesem Fall Östrogene verschrieben, wodurch ein zu frühes Eintreten der Menopause vermieden wird.

Die *Vorteile von Hormonpräparaten* sind der günstige Einfluß auf Wallungen, Menstruationsstörungen, Hauterkrankungen, Schleimhauterkrankungen der Harnwege und Geschlechtsorgane sowie der geringe Zeitaufwand, den diese Behandlung erfordert. Das Einnehmen östrogenhaltiger Pillen oder die Verabreichung einer solchen Injektion benötigt weniger Zeit als die konsequente Anwendung einer alternativen Therapie.

Über die *Nachteile von Hormonpräparaten* wird in den letzten Jahren immer mehr gesprochen. Oft verursachen sie Nebenwirkungen wie unregelmäßige Blutungen, Brustschmerzen, Kopfschmerzen, Übelkeit, Gewichtszunahme, Durchfall sowie das Gefühl, aufgebläht zu sein, durch das Zurückhalten von Salz und Flüssigkeit im Körper. Eine ernstere Nebenwirkung der Östrogenpräparate ist die erhöhte Gefahr von Gebärmutterkrebs sowie von Herz- und Gefäßkrankheiten. Vor allem Frauen, die rauchen, an Diabetes, einem zu hohen Blutcholesteringehalt, hohem Blut-

19

Erfahrung aus der Praxis: Frau J.: „Das Angenehme am Älterwerden ist, daß ich mich selbst nicht mehr unbedingt beweisen muß. Früher habe ich immer nur gearbeitet, hatte nie Zeit für Hobbys, bis ich so um meinen 42. Geburtstag herum beschloß, daß es an der Zeit wäre, mein Leben ein wenig schöner zu gestalten. Mit etwas Mühe habe ich erreicht, daß ich nun einige Stunden weniger arbeite. Dadurch habe ich Zeit zum Musizieren und Malen, und das gefällt mir sehr gut. Das Schöne am Älterwerden ist auch, daß ich mich selbst jetzt besser kenne. Dadurch erspare ich mir viel Zeit und Ärger, denn ich kann leichter entscheiden, was ich will.“

druck, Thrombose und/oder Übergewicht leiden, müssen mit einer erhöhten Gefahr dieser Herz- und Gefäßkrankheiten rechnen.

Bei Wechseljahrbeschwerden, namentlich bei Inkontinenzbeschwerden, Vaginabeschwerden und Osteoporose, werden vor allem Präparate verschrieben, die Östrogene (z. B. Estriol, Estradiol) in einfacher oder konjugierter Form enthalten. Wenn Sie die Vorteile dieser Medikamente nützen wollen, können Sie die Nachteile folgendermaßen einschränken:
- Schlucken Sie die Tabletten drei Wochen hintereinander und überspringen Sie dann eine Woche,
- wählen Sie das Mittel mit der niedrigsten Östrogen-Dosis,
- lassen Sie alle sechs Monate Blut und Blutdruck kontrollieren.

Hormonpräparate werden in Form von Pflastern, Tabletten, Salben und Injektionen verschrieben. Im allgemeinen kann von den Injektionen gesagt werden, daß sie im Verhältnis zu den Tabletten weniger wirksam sind und mehr Nebenwirkungen zeigen.

Wird der *Geschlechtsverkehr* durch Wechseljahrbeschwerden behindert, können ebenfalls Präparate mit Estriol oder konjugierten Östrogenen verschrieben werden. Bei all diesen Mitteln kann es anfangs zu geringen Irritationen kommen, diese verschwinden aber rasch.

Welches Präparat der Arzt verschreibt, hängt eng mit der Art und Intensität der Beschwerden zusammen. Handelt es

sich „nur" um Beschwerden im Bereich der Harnwege und/oder Geschlechtsorgane (brennende Haut, brennendes Gefühl beim Urinieren), dann ist die Verwendung einer hormonhaltigen Creme ausreichend. Diese Creme darf allerdings *nicht* als Gleitmittel beim Geschlechtsverkehr verwendet werden. Es besteht die Möglichkeit, daß der Mann kleine Mengen des Östrogens aufnimmt und dies zu Nebenwirkungen führt.

Tritt während des Wechsels *Osteoporose* auf, werden meist Hormonpräparate mit konjugierten Östrogenen, Estriolvalerat oder Medroxyprogesteronazetat verschrieben. Aufgrund der Nebenwirkungen dieser Medikamente ist die medizinische Wissenschaft jedoch weiterhin auf der Suche nach Alternativen. So ist einer der neuesten Wirkstoffe Etidronat. Dieses sogenannte Diphosphonat wird verwendet, um die Zellen, die für den Abbau des Knochens verantwortlich sind, zu beeinflussen. Diese Substanz geht nämlich eine Verbindung mit dem Kalk im Knochen ein, wodurch die Knochenkristalle ein anderes Aussehen bekommen und für die Abbauzellen nicht mehr erkennbar sind, was den Abbau des Knochens verzögert. Eine Studie bestätigt dies: In Dänemark wurde anhand einer Untersuchung von 70 Frauen mit Osteoporose nachgewiesen, daß aufgrund der Verabreichung eines Diphosphonates eine 8- bis 12 %ige Zunahme der Knochenmasse zustande kam. Angesichts der kurzen Zeit, in der das Mittel bisher getestet wurde, ist allerdings noch nichts über mögliche langfristige Nebenwirkungen bekannt.

21

III. Alternativmedizinische Behandlungen von Wechselbeschwerden

Im Gegensatz zur Schulmedizin konzentriert sich die Alternativmedizin nicht direkt auf spezifische körperliche Symptome, d. h. auf die Krankheit, sondern auf den Kranken. Ihr Ausgangspunkt ist dabei die Einheit von Körper und Geist. Das zeigt sich vor allem bei den homöopathischen Mitteln und bei der Blütentherapie.

Der Alternativmediziner wird seine Aufmerksamkeit immer auf die Lebensweise richten, weil sie für die Gesundheit von grundlegender Bedeutung ist. Ausgangspunkt ist, daß der Körper selbstheilende Fähigkeiten besitzt, Verantwortung und Selbsttätigkeit stehen während der Behandlung im Mittelpunkt.

Nachfolgend werden jene alternativen Therapien erläutert, die ich in meiner Praxis verschreibe. Sie finden in jedem Kapitel eine kurze Einleitung zur betreffenden Therapie sowie allgemeine Informationen über ihre Anwendung. In der Folge erkläre ich, was Sie genau machen müssen, um spezifische Wechseljahrbeschwerden selbst zu behandeln.

Haben Sie Beschwerden, sollten Sie immer erst einen Fachmann fragen, bevor Sie mit der Behandlung beginnen.

Akupressur (Shiatsu)

Die Akupressur oder Akupunktmassage ist, ebenso wie die Akupunktur und die Moxatherapie, Teil der traditionellen chinesischen Heilkunde. Auch ihr liegt die Wiederherstellung der gestörten Lebensenergie, auch „chi" genannt, zugrunde. Die Akupressur bringt diese Energie durch die Behandlung von 365 sogenannten „Tsubopunkten" entlang der zwölf Körpermeridiane wieder ins Gleichgewicht. Diese klassischen Akupunkturpunkte scheinen einen niedrigeren elektrischen Widerstand zu haben als die umliegenden Zonen. In der abendländischen Medizin werden sie „Reaktionspunkte" genannt, weil sie einen Muskel zum Zusammenziehen oder zur Entspannung reizen. Die Wirkung geht jedoch tiefer: Die Reizung der klassischen Akupunkturpunkte

22

führt nicht nur zu einer physischen, sondern auch zu einer psychischen Reaktion. Außerdem bieten die gefundenen Tsubo-(Nerven-)Knotenpunkte die Möglichkeit, ein Leiden zu diagnostizieren.

Da die Akupressur den Energiehaushalt des Körpers ins Gleichgewicht bringt, wirkt sie nicht nur heilend (Schmerzbekämpfung), sondern auch präventiv. So kann eine regelmäßige Akupressur Störungen des Nervensystems, die Ursache einer Vielzahl von Beschwerden sind, vorbeugen.

Ab Seite 24 finden Sie Abbildungen, auf denen die klassischen Akupunkturpunkte angegeben sind. Da die Menschen jedoch nicht alle gleich gebaut sind, ist eine geringfügige Abweichung der Lokalisation möglich. Durch einen leichten Druck *auf* oder *im Bereich* der in der Zeichnung angegebenen Stelle suchen Sie den Akupunkturpunkt. Dieser Punkt fühlt sich härter an und ist empfindlicher als seine Umgebung, und oft liegt er in einem Grübchen. Die Suche nach dem Akupunkturpunkt erfolgt mit dem Daumen oder einem der Finger.

Ist ein Akupunkturpunkt schmerzhaft, deutet dies auf eine Störung der Energiezirkulation hin, was zur Folge hat, daß das diesem Meridian entsprechende Organ nicht optimal funktioniert. Durch regelmäßige Massage wird die Schmerzempfindlichkeit geringer oder verschwindet zur Gänze. Seien Sie nicht beunruhigt, wenn Sie eine schmerzhafte Stelle entdecken, denn bestimmte Punkte am Körper, zum Beispiel im Bereich des Halses und der Fußgelenke, sind bei 95 Prozent der

Menschen schmerzhaft. Auch dürfen Sie nie so fest drücken, daß Sie die Schmerzgrenze überschreiten. Das verursacht zusätzliche Spannungen und hat daher eine unerwünschte Wirkung. Nach einer gewissen Massagezeit verschiebt sich die Schmerzgrenze oft, sodaß Sie kräftiger drücken können.

Der zu behandelnde Körperteil muß auf einer festen Unterlage ruhen, sodaß Sie genügend Druck ausüben können. Behandeln Sie nicht zu viele Akupunkturpunkte hintereinander: Ihr Körper braucht Zeit, um die Reize verarbeiten zu können. Nicht immer folgt sofort eine Reaktion, bei manchen Punkten kann dies bis zu 20 Minuten dauern.

Die Akupressur kennt verschiedene Handgriffe. Die am häufigsten vorkommenden sind das Drücken mit der Spitze des Daumens, des Zeigefingers oder des Mittelfingers. Die Fingerspitze wird in das Zentrum des Akupunkturpunktes gestellt, und dieser Punkt wird dann *im Uhrzeigersinn* in Kreisen massiert.

Die Dauer einer Behandlung variiert von 30 Sekunden (bei Kindern) bis zehn Minuten. Eine Selbstbehandlung einiger Punkte darf insgesamt nie länger als 15 Minuten dauern, wenn Sie aber das Gefühl haben, daß ein Punkt ausreichend massiert wurde, hören Sie auf, auch wenn eine längere Massagezeit angegeben ist.

Die Akupressur wird ein- oder besser zweimal täglich durchgeführt, darf aber *nicht* angewendet werden, wenn Sie sehr müde sind oder wenn Sie gerade eine Mahlzeit zu sich genommen haben, denn dann wird die gesamte Energie für die Verdauung benötigt.

23

Die klassischen Akupunkturpunkte werden an beiden Seiten des Körpers behandelt. Tritt eine schmerzhafte Stelle jedoch nur an einer Seite des Körpers auf, wird nur die gegenüberliegende Seite massiert.

Wie man auf Akupressur reagiert, ist individuell sehr verschieden. Manchmal wird durch eine einzige Behandlung eines Punktes das gewünschte Resultat bereits erreicht. Ein anderes Mal sind mehrere Behandlungen bzw. eine Massage aus einer Kombination von Punkten erforderlich, bevor der gewünschte Effekt erzielt wird.

Sie werden feststellen, daß manche Punkte für die Behandlung unterschiedlicher Beschwerden dienen. Das kommt daher, daß die Punkte mit bestimmten Körperteilen in Verbindung stehen und das Massieren des entsprechenden Punktes verschiedene Beschwerden dieser Körperteile lindert oder heilt.

Akupressur darf *nicht* bei Herz- und Gefäßkrankheiten angewendet werden, ebensowenig wenn die Haut um den Akupunkturpunkt herum von einer Pilzerkrankung befallen oder eitrig ist. In vielen anderen Fällen verschafft die Akupressur Erleichterung, eben auch bei einer Reihe von Wechseljahrbeschwerden.

DEPRESSIONEN

Folgende drei Massagepunkte haben eine positive Auswirkung auf Ihre Stimmung:

- der Akupunkturpunkt, der in einem Abstand von vier Fingerbreiten vom äußeren Rand der Kniegelenksspalte liegt: zehn Minuten mäßig schie-

bende Massage (siehe Abbildung 1); eventuell kann während der Behandlung Johannisöl als Zusatzstimulans verwendet werden;

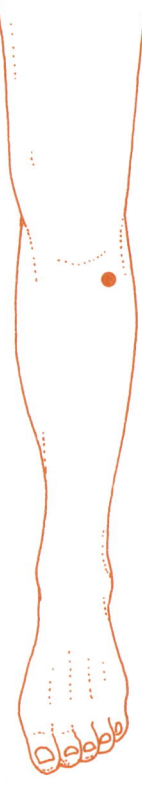

Abbildung 1

- der Akupunkturpunkt in der Mitte des Übergangs vom Fuß zum Bein:

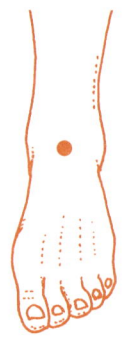

Abbildung 2

24

mäßig drückend fünf Minuten lang massieren (siehe Abbildung 2);
- der Akupunkturpunkt an der Außenseite der vierten Zehe: kräftig schiebend fünf Minuten lang massieren (siehe Abbildung 3).

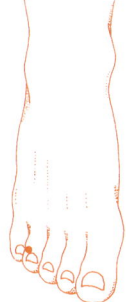

Abbildung 3

HORMONREGULATION
Massieren Sie einen der folgenden Punkte:
- den Akupunkturpunkt genau im Grübchen des Kinns: mit mäßigem Druck fünf bis zehn Minuten lang massieren (siehe Abbildung 4);

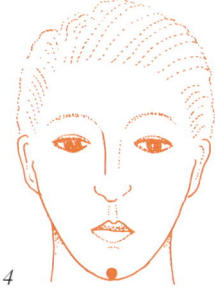

Abbildung 4

- den Akupunkturpunkt, der sich eine Daumenbreite unter dem Handgelenk in der Verlängerung des kleinen Fingers befindet: mit mäßigem Druck fünf bis zehn Minuten lang massieren (siehe Abbildung 5).

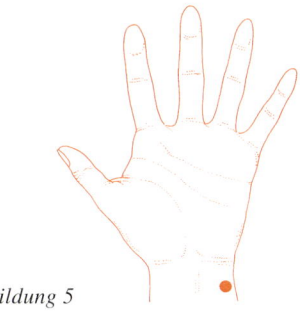

Abbildung 5

REIZBARKEIT
Massieren Sie einen der folgenden Punkte:
- den Akupunkturpunkt an der Innenseite des Handgelenkes: mit mäßigem Druck fünf Minuten lang massieren (siehe Abbildung 6);

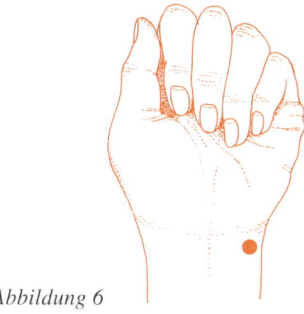

Abbildung 6

- den Akupunkturpunkt in der Mitte zwischen den Gelenken des Oberarms in der Ellenbeuge mit mäßigem Druck fünf Minuten lang massieren (siehe Abbildung 7);
- den Akupunkturpunkt ca. 2,5 Zentimeter unterhalb des Nabels: zehn Minuten lang mit mäßigem Druck massieren;
- den Druckpunkt direkt oberhalb des eben genannten Punktes auf dem

25

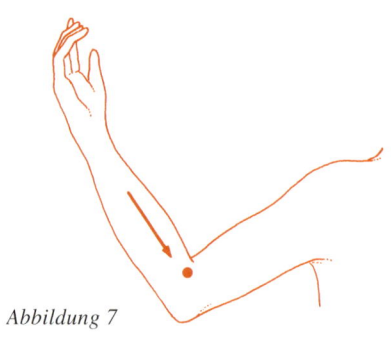

Abbildung 7

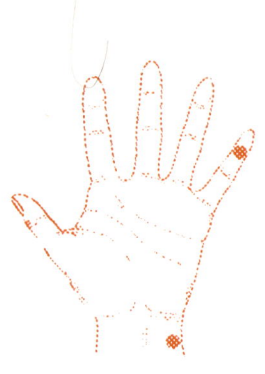

Abbildung 9

Zwerchfell: fünf bis zehn Minuten lang mit mäßigem Druck massieren;
- den Akupunkturpunkt zwischen den Augenbrauen: mit Daumen und Zeigefinger fest kneten und hinunterdrücken (siehe Abbildung 8);
- den Akupunkturpunkt eine Daumenbreite oberhalb des Haaransatzes im Nacken: mit dem Daumen rhythmisch eindrücken.

- an der Innenseite am Nagel des Mittelfingers entlang: fünf bis zehn Minuten lang kräftig massieren (siehe Abbildung 10).

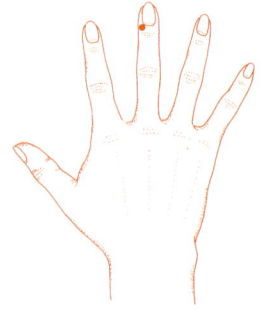

Abbildung 10

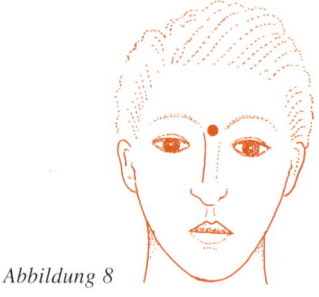

Abbildung 8

MÜDIGKEIT

Sie behandeln folgende klassische Akupunkturpunkte:
- auf der Gelenksfalte an der Innenseite des kleinen Fingers: zwischen Daumen und Zeigefinger nehmen und durch kräftiges Drücken mit dem Daumennagel stimulieren (siehe Abbildung 9);

26

Akupunktur

Die Akupunktur ist eine jahrhundertealte orientalische Heilmethode, die vom chinesischen Kaiser Hoang Ti (2698–2598 v. Chr.) entdeckt worden sein soll. Das erste Dokument über diese Behandlungsmethode geht auf etwa 1500 vor Christus zurück: Kaiser Hoang Ti spricht in diesem Buch „Nei Tsjing" mit seinem ersten Minister Tsji Po über die Nadelheilkunde (acus = Nadel, pungere = stechen). Die Kenntnisse der Akupunktur beschränkten sich jedoch nicht auf China, denn auch in Ägypten, Japan, Indien, Tibet und Ceylon wurden Schriften gefunden, die darauf hinweisen, daß diese Heilmethode bekannt war.

Die Wirkung der Akupunktur beruht auf dem Einstechen von Nadeln in spezifische Hautpunkte, wodurch das energetische Gleichgewicht des Menschen wiederhergestellt wird. In der Philosophie der orientalischen Heilmethoden wird das Gleichgewicht als Grundprinzip des Universums betrachtet. Dieses Gleichgewicht wird durch „Yin" und „Yang" symbolisch dargestellt, zwei entgegengesetzte Kräfte, die einander ergänzen und vervollständigen. Sind Yin und Yang in Harmonie, ist der Mensch gesund. Eine Störung dieses Gleichgewichtes bedeutet Krankheit.

Neuere westliche Untersuchungen haben gezeigt, daß das Reizen bestimmter Stellen des Körpers mit einer Nadel die Bildung von Gewebehormonen stimuliert. Diese Hormone regen das Gehirn dazu an, natürliches Morphium, insbesondere Enzephaline und Endorphine, zu produzieren, Substanzen, die eine schmerzstillende Wirkung haben. Akupunktur wird in China daher auch regelmäßig bei Operationen zur Erzeugung von Schmerzunempfindlichkeit eingesetzt.

Neben der klassischen Akupunktur mit Nadeln wurden neue Methoden entwickelt, wie z. B. die Elektro-Akupunktur und die Laser-Akupunktur. Bei der Elektro-Akupunktur wird der Akupunkturpunkt durch einen schwachen Stromstoß mit einer Art Stift gereizt, oder die angebrachten Nadeln werden mit Schwachstrom verbunden. Mit dem Stift wird also nicht in die Haut gestochen. Das ist ebensowenig bei der Laser-Akupunktur der Fall, bei der der Akupunkturpunkt 20 bis 30 Sekunden lang mit einem Laserstrahl behandelt wird.

Akupunktur darf ausschließlich von einem Akupunkteur oder einem entsprechend ausgebildeten Arzt angewendet werden. Diese Behandlung kann dann aber eine überaus positive Wirkung auf eine Reihe von Wechseljahrbeschwerden haben.

WALLUNGEN

Eine Verbesserung dieser Beschwerden läßt sich durch die Beeinflussung der Harmonisierungspunkte auf dem Magenmeridian und dem Konzeptionsmeridian erreichen. Beide Meridiane sind für die Harmonisierung der seelischen Stimmungen und der Sexualität verantwortlich (siehe Abbildung 11).

27

REIZBARKEIT UND NERVOSITÄT

Auf dem Harmonisierungspunkt „Göttliche Ausgeglichenheit", zirka einen Zentimeter unter dem Kniegelenk an der Seite des Beines, wird für 10 bis 20 Sekunden eine Nadel gesetzt. Außerdem werden auf den Harmonisierungspunkten des Blasen- und Magenmeridians Nadeln gesetzt, um das Nervensystem ins Gleichgewicht zu bringen.

SCHLAFLOSIGKEIT

Auf dem Außenmeridianpunkt „Ha-u-san" wird zehn Sekunden lang eine Nadel placiert. Dieser Punkt befindet sich mitten im Ohrläppchen.
Auch auf dem Nierenmeridian wird ein Punkt gereizt; dieser befindet sich unter dem höchsten Punkt des Knöchels an der Innenseite des Fußgelenks.

MÜDIGKEIT

Der Tonisierungspunkt auf dem Milz-/Pankreasmeridian wird gereizt, um das Energieniveau wieder in Ordnung zu bringen.

DEPRESSIONEN

Eine antidepressive Wirkung kann über die Stimulierung der Aktivierungspunkte auf dem Herz-, Gallenblasen- und Magenmeridian erreicht werden, da diese Hauptlinien gleichzeitig die psychische Verfassung beeinflussen.
Eine Nadel wird 15 Sekunden lang auf dem Harmonisierungspunkt an der Daumenseite des Ringfingernagels placiert, und zwar rechts unter dem Nagelbett. Auch an der Oberseite des Ohrläppchens kann eine Nadel gesetzt werden.

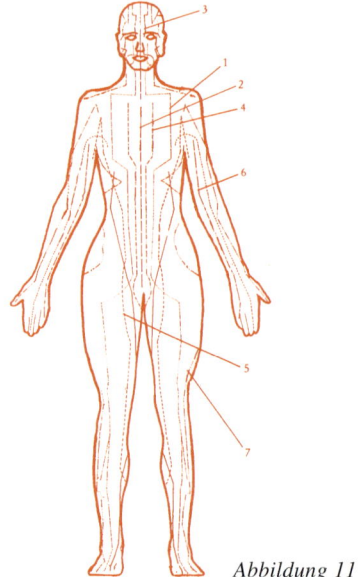

1 = Magenmeridian
2 = Konzeptionsmeridian
3 = Blasenmeridian
4 = Nierenmeridian
5 = Milz-/Pankreasmeridian
6 = Herzmeridian
7 = Gallenblasenmeridian

Abbildung 11

28

Aromatherapie

Düfte werden in Form von ätherischen Ölen schon seit Jahrhunderten nicht nur für religiöse Zwecke oder als angenehme, die Sinne reizende Mittel eingesetzt, sondern auch als Heilmittel. So verwendeten die Ägypter bereits 4000 Jahre vor Christi Geburt ätherische Öle von Myrrhe, Zimt und Zeder für das Einbalsamieren der Toten, und im 18. und 19. Jahrhundert gehörten die aromatischen Öle zu den offiziellen Medikamenten in Westeuropa.

Auch unser Verhalten wird, mehr als wir wissen, von Düften beeinflußt. So werden Sympathie und Antipathie einer bestimmten Person gegenüber in erster Instanz durch den Duft hervorgerufen, den wir von ihr wahrnehmen. In unserer Umgangssprache finden wir dies in der Redewendung „ich kann ihn/sie nicht riechen" wieder.
Auch der Menstruationszeitpunkt wird von den Düften, die wir aufnehmen, beeinflußt. Diese sind nämlich die Ursache des bekannten Phänomens, daß Frauen, die in ein und demselben Haus wohnen, nach einer gewissen Zeit an denselben Tagen des Monats menstruieren.
Inzwischen haben wissenschaftliche Untersuchungen gezeigt, daß unsere Motivation, Sympathie, Antipathie, Sexualität, Erinnerung und Kreativität in der linken Hälfte des Gehirns verankert sind. Hier werden die von den Geruchsstoffen verursachten Nervenimpulse über die Nase wahrgenommen und an Gedächtnis und Emotionen wei-

tergeleitet. Jeder Mensch hat in diesem „Geruchsgedächtnis" verschiedene Düfte gespeichert. Riechen wir nun einen Duft, der bei einem früheren Ereignis vorhanden war, steht uns dieses Ereignis aus einer fernen Vergangenheit im selben Augenblick wieder klar vor Augen. Unter Verwendung dieses Prinzips können ätherische Öle zur Wiederherstellung des seelischen Gleichgewichts verwendet werden.

Die für die Aromatherapie erforderlichen Duftstoffe bestehen aus natürlichen Ölen, die in den verschiedenen Teilen von Pflanzen und Bäumen vorkommen: in Blüten, Blättern, Rinden, Wurzeln, Harz, Ästen, Früchten und Nüssen.
Durch den Aufschwung der chemischen Industrie wurden diese Pflanzen großteils durch synthetisch nachgemachte Geruchsmittel ersetzt, was zur Folge hatte, daß wir die heilende Wirkung der ätherischen Öle aus den Augen verloren.
Jetzt, da natürliche Produkte und Naturheilverfahren wieder mehr beachtet werden, steigt auch das Interesse für die Aromatherapie mit ihren auffälligen physischen und psychischen Auswirkungen wieder. Die ätherischen Öle haben zum Beispiel einen positiven Einfluß auf die Hormonwirkung, auf die Versorgung der Zellen mit Vitaminen, Spurenelementen und seltenen Metallen, die als Körperbaustoffe notwendig sind, auf die Ausscheidung von Abfallprodukten, d. h. eine reinigende

Wirkung, sowie durch die Stimulation der Bildung von weißen Blutkörperchen auf die Widerstandskraft. Sie haben eine antiseptische und antibiotische Wirkung, verbessern die Blutzirkulation und stärken die Gefäßwände. Manche Essenzen wirken auch stimulierend und beruhigend bei Depressionen und Ängsten.

Der tiefgreifende Einfluß von ätherischen Ölen auf Körper und Geist kann mit der Wirkung der Blütenmittel von Dr. Edward Bach verglichen werden. Führt man dem Körper jedoch viel Nikotin und/oder Alkohol zu, kann der Duft von ätherischen Ölen auf Widerstand stoßen. Das Öl wird dann bei geeigneter Dosierung einer weniger starken Essenz und allmählicher Erhöhung der Dosierung seine Wirkung zeigen können.

In allen Fällen bleiben diese Dosen sowohl bei innerlicher als auch bei äußerlicher Anwendung sehr gering, meistens handelt es sich um einen einzigen Tropfen. Ein solcher Tropfen entspricht ja dutzenden Kilos frischer Blumen oder Pflanzenteile.

Bei innerlicher Anwendung nehmen Sie dreimal täglich eine halbe Stunde vor dem Essen zwei Tropfen, aufgelöst in etwas Wasser oder Kräutertee.

Die äußerliche Anwendung kennt verschiedene Formen: Für ein ätherisches Dampfbad lösen Sie zum Beispiel fünf bis zehn Tropfen Öl in einer Schüssel mit dampfendem Wasser auf.

Für ein aromatisches Wannenbad sind ebenfalls fünf bis zehn Tropfen Öl erforderlich, die dem Badewasser beigefügt werden.

Für eine Kompresse lösen Sie einen bis fünf Tropfen Öl in einem Deziliter heißem Wasser auf und tauchen danach die Kompresse ein.

Massage-Öle bestehen aus einer Mischung des ätherischen Öles mit pflanzlichen, kaltgepreßten Ölen wie z. B. Weizenkeimöl, Mandelöl, Maiskeimöl, Sesamöl, Sonnenblumenöl oder Avocado-Öl, die in Reformhäusern erhältlich sind. Gesichtsmassage-Öl darf maximal zu drei Prozent aus ätherischem Öl bestehen. Andere Massage-Öle bestehen aus einer Mischung mit maximal 15 Prozent ätherischem Öl.

Die Anwendung als Inhalation ist ganz einfach: Sie besprenkeln ein Taschentuch mit einigen Tropfen der Essenz und atmen den Duft ein.

Sie können auch ganz einfach einige Tropfen auf Ihren Kopfpolster oder das Bettlaken geben.

Schließlich gibt es die speziell hierfür bestimmten Verdunstungslämpchen aus Glas oder Keramik. Das Schälchen dieser Lampe füllen Sie mit Wasser, dem Sie einige Tropfen Öl beigeben. Durch die Wärme eines Teelichtes, einer Kerze oder einer Glühbirne verdampft das Wasser mit dem ätherischen Öl und verbreitet einen herrlichen Duft.

Für das Verdampfen sind vor allem geeignet: die Öle von Zypresse, Zitrone, Tanne, Eukalyptus, Pfefferminz, Geranie, Rosmarin, Orange, Sandelholz und Thymian.

Wärme, Licht und Luft sind ungünstig für die Haltbarkeit ätherischer Öle. Werden sie jedoch in dunklen Glasfläschchen an einem kühlen Ort gelagert, sind sie jahrelang haltbar.

Folgende Öle haben bei bestimmten Wechseljahrbeschwerden eine heilende Wirkung:

30

SEELISCHE ERSCHÖPFUNG

- Basilikum (Ocimum basilicum),
- Lavendel (Lavendula angustifolia),
- Kardamom (Elettaria cardamomum),
- Wacholderbeere (Juniperus communis),
- Rosmarin (Rosmarinus off.),
- Kamille (Matricaria chamomilla),
- Kampfer (Cinnamomum camphora),
- Olibanum oder Weihrauch (Boswellia thurifera),
- Pfefferminz (Mentha piperita).

HERZKLOPFEN UND WALLUNGEN

- Lavendel (Lavendula angustifolia),
- Majoran (Origanum marjorana),
- Basilikum (Ocimum basilicum),
- Rose (Rosa centifolia, Rosa gallica),
- Salbei (Salvia off.),
- Thymian (Thymus vulgaris),
- Zitronenmelisse (Melisse off.),
- Ylang-Ylang.

HORMONREGULIERUNG

- Salbei (Salvia off.),
- Kamille (Matricaria chamomilla),
- Fenchel (Foeniculum off.),
- Zypresse (Cupressus sempervirens).

NERVOSITÄT UND REIZBARKEIT

- Lavendel (Lavendula angustifolia),
- Eisenkraut (Verbena off.),
- Orangenblüte (Neroli),
- Kamille (Matricaria chamomilla).

SCHLAFLOSIGKEIT

- Kamille (Matricaria chamomilla),
- Orangenblüte (Neroli),
- Kampfer (Cinnamomum camphora),
- Lavendel (Lavendula angustifolia),
- Majoran (Origanum marjorana),
- Sandelholz (Santalum album).

WEISSER VAGINALAUSFLUSS

- Ysop (Hyssopus off.),
- Myrte (Myrtus communis),
- Eukalyptus (Eucalyptus globulus),
- Lavendel (Lavendula angustifolia).
- Für Vaginalspülungen sechs bis zehn Tropfen Öl in einer Schüssel mit lauwarmem Wasser auflösen. Zu verwendendes Öl: Lavendel (Lavendula angustifolia) oder Rosmarin (Rosmarinus off.).

DEPRESSIONEN

- Bergamott (Citrus bergamia),
- Kamille (Matricaria chamomilla),
- Thymian (Thymus vulgaris),
- Lavendel (Lavendula angustifolia),
- Orangenblüte (Neroli),
- Geranie (Pelargonium odorantissimum),
- Olibanum oder Weihrauch (Boswellia thurifera),
- Zitronenmelisse (Melissa off.),
- Zimt (Cinnamomum zeylanicum),
- Lorbeer (Laurus nobilis).

31

Bach-Blütentherapie

Diese Therapie verdankt ihren Namen Edward Bach (1886–1936), der mehr als 20 Jahre lang mit viel Erfolg als Arzt, Bakteriologe und Homöopath in London tätig war. Dank seines phänomenalen Einfühlungsvermögens und aufgrund intensiver Studien gelangte er zur Ansicht, daß die eigentliche Ursache einer Krankheit nicht in ihrem physischen Aspekt zu suchen sei, sondern in den negativen psychischen Verfassungen, unter denen der Mensch leiden kann. Bach betrachtete Krankheiten daher auch immer als Ausdruck eines inneren seelischen Konfliktes.

Gemäß seiner Blütentherapie werden die Heilmittel auf der Grundlage der Charakterstruktur und Gemütsverfassung jedes einzelnen Patienten verschrieben. Bach unterschied zwölf essentielle Charakterstrukturen, und sein großes Einfühlungsvermögen führte ihn in der Folge zu jenen Blüten, die im wesentlichen mit dieser psychischen Verfassung in ihrer positiven Form übereinstimmen. Ein Bach-Heilmittel soll also eine negative Stimmung wieder in Positivität umwandeln. Diese Positivität ist laut Bach die Bedingung dafür, von körperlichen Erkrankungen wieder geheilt werden zu können. Solange die psychische Ursache einer Krankheit nicht verschwunden ist, werden immer wieder neue Beschwerden auftreten, da eine Therapie, die sich nur auf das körperliche Leiden richtet, laut Bach nur eine oberflächliche Heilung zur Folge haben kann.

Bestimmte Blüten verstärken den positiven Aspekt von Personen mit einer typischen Charakterstruktur. Wenn z. B. jemand Angst hat (negativer Aspekt), befindet sich der eigene Mut (positiver Aspekt) im Unterbewußtsein. Die Bach-Heilmittel verstärken diesen positiven Aspekt und stellen so die Harmonie in der Gemütsverfassung des Patienten wieder her. Für chronische Situationen wird das Heilmittel also immer auf die persönlichen Verhältnisse abgestimmt. Für akute Probleme kombinierte Bach aus fünf Blüten seine sogenannten Notfalltropfen.

Bach-Heilmittel werden viermal täglich, es darf auch öfter sein, unter die Zunge geträufelt oder in etwas Wasser aufgelöst eingenommen. Das Fläschchen mit dem Heilmittel muß, wenn kein Alkohol zur Konservierung beigefügt ist, an einem kühlen Ort aufbewahrt werden.

Überdosen und Nebenwirkungen treten bei diesen Heilmitteln nicht auf. Sie können sie auch problemlos mit anderen Behandlungen von Wechseljahrbeschwerden kombinieren.

NERVOSITÄT UND REIZBARKEIT

- Chicory (Zichorie),
- Holly (Stechpalme),
- Impatiens (Springkraut),
- Vervain (Eisenkraut),
- Rock Water (Quellwasser),
- White Chestnut (Roßkastanie),
- Cherry Plum (Kirschpflaume),
- Vine (Weinrebe), Beech (Buche).

STIMMUNGS-SCHWANKUNGEN

- Cerato (Hornkraut),
- Scleranthus (Grüner Knäuel),
- Centaury (Tausendguldenkraut),
- Agrimony (Odermennig),
- Gorse (Stechginster),
- Gentian (Enzian).

MÜDIGKEIT

- Centaury (Tausendguldenkraut),
- Hornbeam (Hainbuche),
- Olive (Olive),
- Wild Rose (Wildrose),
- Clematis (Klematis).

DEPRESSIONEN

- Mustard (Ackersenf),
- Elm (Ulme),
- Wild Rose (Wildrose),
- Gorse (Stechginster),
- Sweet Chestnut (Edelkastanie).

Da die Bach-Heilmittel auf der Grundlage der Persönlichkeit des Patienten verschrieben werden, ist es selbstverständlich möglich, daß für Sie bei den obengenannten Beschwerden andere Heilmittel verwendet werden müssen. Es ist daher empfehlenswert, einen Bach-Therapeuten zu Rate zu ziehen.

Edelsteintherapie

Bereits seit der Antike werden Edelsteine für die verschiedensten Zwecke verwendet. Nicht nur als äußerlicher Schmuck, sondern zum Beispiel auch als Talisman oder Amulett. Auch die Heilwirkung von Edelsteinen wird bereits seit Jahrhunderten genützt.

Ein Stein kann allein schon wegen seines lange andauernden Wachstumsprozesses nicht als ein „lebloser Gegenstand" betrachtet werden. Während seines Entstehungsprozesses bildet sich die spezifische Ausstrahlung, die mit der chemischen Zusammensetzung, der Kristallform und der Farbe des Steines zusammenhängt. Die Ausstrahlung jeder Steinart ist durch eine bestimmte

Schwingungszahl gekennzeichnet. Eine solche Zahl besitzen alle von der Natur hervorgebrachten Substanzen, einschließlich des Menschen. Bei letzterem sind es die sieben wichtigsten „Chakren", die Energiezentren im Körper (siehe Seite 92), die eine bestimmte Schwingung aussenden.

Steine können Leiden beeinflussen, wenn ihre Schwingungszahl mit der Schwingungszahl der zu behandelnden Person in ihrer spezifischen Situation übereinstimmt, weil die Schwingungen der Steine, die übrigens wiederum auch eine bestimmte Farbe haben müssen, Parallelen mit jenen der spezifischen Chakren aufweisen.

Steine an einer Kette sind oft ange-

Erfahrung aus der Praxis: Frau B., 46 Jahre alt: Beschwerdenmuster mit Wallungen, Schlaflosigkeit, Konzentrationsproblemen, Hyperventilation und Todesangst. Seit einem Jahr wird sie von einer staatlichen Behörde zur Behandlung psychischer Krankheiten therapiert, ist jedoch der Meinung, daß diese Behandlung keinen Erfolg hat. Als naturheilkundliche Therapie bekommt sie Ernährungshinweise, Engelkraut-Tinktur sowie die Bach-Heilmittel Agrimony, Cichory, Cerato, Mustard und Walnut. Nach sechs Wochen Therapie sagt Frau B.: „Ich habe das Gefühl, daß mir die Bach-Heilmittel sehr gut tun. Ich fühle mich weniger ängstlich und beschäftige mich weniger mit dem Sterben. Ich schlafe besser, und weil ich besser schlafe, kann ich mich auch besser konzentrieren. Gestern habe ich daher auch, zum ersten Mal seit langer Zeit, wieder mit den Kindern gespielt."

bohrt. Dieses Anbohren verursacht eine Beschädigung, welche die Energie des Steines stört. Sie sollten daher darauf achten, daß der Stein, den Sie kaufen, noch ganz und mit Hilfe eines angeklebten Käppchens an der Kette befestigt ist.

Bei äußerlicher Anwendung werden pulverisierte Edelsteine mit Salbe vermischt und auf die Haut aufgetragen. So werden zum Beispiel Bergkristall, Chalzedon und Amazonitin wegen ihrer reinigenden Wirkung mit Salben verarbeitet.

Die Edelsteintherapie kann am besten dadurch angewendet werden, daß die Steine direkt am Körper getragen werden, sei es an einer Kette um Hals oder Taille oder mit Hilfe einer Nadel an der Unterwäsche befestigt. Sie dürfen nicht mehr als drei Edelsteine gleichzeitig tragen. Dabei müssen Sie auf einen gegenseitigen Abstand von mindestens vier Zentimeter achten. Soll ein Stein seine Wirkung an einer bestimmten Stelle zeigen, befestigen Sie ihn dort mit einem Leukoplaststreifen. Große Steine können auf den Kleidungsstücken getragen werden, sofern diese nicht aus synthetischem Material bestehen. Wegen ihres größeren Volumens strahlt die Kraft der Steine durch die Kleidung hindurch. Nur Magnetit wird immer direkt auf der Haut an der schmerzenden Stelle getragen.

Die Wirkung eines Steines ist meist nach einer Woche spürbar, manchmal auch etwas früher oder später. Merken Sie nach einem Monat noch immer nichts, haben Sie entweder den falschen Stein oder Sie sind für diese Art der Behandlung Ihrer Beschwerden nicht geeignet.

Die Energie eines Steines ist nach einer bestimmten Zeit erschöpft. Das ist der Fall, wenn – wie etwa bei einem Amethyst – der Stein grau oder matt wird oder Sprünge entstehen. Sie können dann einen neuen Stein anschaffen oder aber den gebrauchten Stein nochmals aufladen. Für letzteres gibt es mehrere Vorgangsweisen:

■ Sie legen den Stein 24 Stunden in den strömenden Regen und danach 24 Stunden in einen dunklen, abgeschlossenen Raum. Anschließend legen Sie ihn unter Glas ins Sonnenlicht; im Durchschnitt reicht ein Monat aus, um den Stein aufzuladen. Manche Steine brauchen jedoch mehr Zeit. So braucht der Topas sechs Wochen und der Aquamarin drei Monate. Steine, die Mangan enthalten, legen Sie unter ein Tuch in die Sonne, da sie sich sonst verfärben.

■ Legen Sie den Stein ein Monat lang auf ein großes Stück Bergkristall in die Sonne.

■ Polieren Sie den Stein mit einem Wolltuch und heben Sie ihn eine Woche lang in einem dunklen Raum auf.

■ Reinigen Sie den Stein mindestens einmal pro Monat dadurch, daß Sie ihn für 24 Stunden in eine Tasse mit sauberem Wasser legen. Nie mehr als einen Stein in eine Tasse.

Reinigen Sie Steine nicht mit aggressiv wirkenden Mitteln, wie z. B. Meeressalz oder Apfelessig, denn dadurch können sie Schaden erleiden. Weiche Steinarten wie Lapislazuli, Sodalit, Malachit, Bernstein und Rhodochrosit sind bezüglich Reinigungsmittel empfindlich. Harnsäure, welche die Haut bei Krankheiten wie Rheuma und Gicht in übermäßig großer Menge ausscheidet, lassen den Stein matt werden, da sie die Polierschicht angreifen und so den Glanz zum Verschwinden bringen.

Jeder Stein, in welcher Form auch immer, strahlt Energie aus und hat seine eigene Ausstrahlung. Die Wirkung eines Rohkristalls ist nicht stärker oder schwächer als die eines bearbeiteten, geklopften oder geschliffenen Steins. Er unterscheidet sich nur durch den Unterschied in der Schwingungszahl bei den verschiedenen Formen. Ob Sie nun einen rohen, geklopften oder geschliffenen Stein wählen, ist von der Schwingungszahl abhängig, die zu Ihrer eigenen Verfassung gehört.

Steine selbst aussuchen ist schwierig, da außer einer genauen Diagnose der Beschwerde auch eine genaue Kenntnis der Steine notwendig ist. Es kommt zum Beispiel vor, daß gebrannter Amethyst oder Zitrinquarz als Zitrin verkauft werden oder gefärbter Magnetit als Labradorit.
Lassen Sie von einem Fachmann herausfinden, welcher Stein zu Ihnen paßt, wie lange und an welcher Stelle er getragen werden muß und welche Steine miteinander kombiniert werden können.

Im folgenden sind jene Steine angeführt, die ich bei einigen Wechseljahrbeschwerden empfehle:

VERBESSERUNG DER KONZENTRATION
- Bergkristall.

VERBESSERUNG DES GEDÄCHTNISSES
- Smaragd.

HERZKLOPFEN
- Granat,
- Chalzedon,
- Turmalinquarz.

HORMONREGULIERUNG
- Jade,
- Türkis,
- Tigerauge,
- Falkenauge,
- Rhodochrosit,
- Turmalinquarz,
- Bergkristall,
- Malachit,
- Granat.

WALLUNGEN
- Labradorit,
- Türkis.

REIZBARKEIT UND NERVOSITÄT
- Turmalin,
- Zitrin,
- Rhodonit,
- Chrysopras,
- Rauchquarz.

36

UNRUHE
- Saphir.

GLEICHGÜLTIGKEIT
- Sonnenstein.

DEPRESSIONEN
- Zitrin,

- Turmalin,
- Tigerauge,
- Falkenauge.

MANGELNDES SELBSTVERTRAUEN
- Lapislazuli,
- Tigerauge.

Homöopathie

Der Arzt und Pharmakologe Samuel Hahnemann (1755–1843) war der Begründer der homöopathischen Medizin. Er prägte die Regel „Gleiches muß durch Gleiches geheilt werden". Die Homöopathie geht nämlich vom Prinzip aus, daß ein Krankheitsbild mit jenem Mittel behandelt werden muß, das bei Verabreichung an einen gesunden Menschen genau die Symptome dieses Krankheitsbildes verursachen würde.
Ein homöopathischer Arzt nimmt bei der Erstellung der Diagnose den gesamten Menschen als Ausgangspunkt. Die Suche nach dem richtigen Heilmittel richtet sich also nicht nur nach den körperlichen Beschwerden, sondern auch nach der Person hinter diesen Beschwerden.

Ein weiteres Merkmal der homöopathischen Diagnose bilden die sogenannten *Konstitutionstypen*. Jeder einzelne Typus hat ein spezifisches Ganzes von physischen und psychischen Eigenschaften, das auf ein bestimmtes Mittel reagiert.

Die homöopathischen Heilmittel sind in verschiedenen Potenzen erhältlich.
Die hohen M-Potenzen bestehen aus einer einmaligen Dosis und wirken zwei Monate oder länger. Sie sind ausschließlich auf Rezept erhältlich.
Die niedrigeren C- und D-Potenzen können zur Selbstmedikation verwendet werden.
Die sogenannten Komplex-Mittel enthalten verschiedene Homöopathie-Mittel, wodurch die Chance groß ist, daß sie auch den benötigten Wirkstoff enthalten. Im Gegensatz zu den homöopathischen Einzelmitteln werden Komplex-Mittel nicht auf der Grundlage der Persönlichkeit ausgesucht, sondern auf Basis der Beschwerden. Das ist auch der Grund dafür, daß sie ausschließlich in den für die Selbstmedikation geeig-

37

neten niedrigen Potenzen erhältlich sind. Sie können sie bei einfachen Beschwerden täglich einnehmen.

Leider sind die homöopathischen Heilmittel nicht bei jedem Menschen wirksam: Wer sich für diese Behandlungsweise entscheidet, muß dafür empfänglich sein. Es kann auch einige Zeit vergehen, bevor die Wirkung spürbar wird. Die Ursache hierfür kann in einer geringen Vitalität und/oder in der verschlossenen Persönlichkeit des Patienten liegen. Auch ist es möglich, daß verwendete pharmazeutische Medikamente, vor allem Antibiotika, die Wirkung hemmen, zum Beispiel bei Patienten, die lange Zeit mit hohen Dosen eines Nebennierenrindenhormons behandelt wurden (Cortison und Prednison).

Während der Behandlung selbst kann der Patient zu *testen* beginnen, das bedeutet, daß neue Krankheitssymptome auftreten. Das gewählte Mittel ist dann nicht das richtige. Andererseits kann trotz Einnahme des geeigneten Mittels eine *Anfangsverschlimmerung* eintreten: in diesem Fall manifestieren sich am Anfang der Behandlung verschiedene frühere Krankheitssymptome, zum Beispiel als Folge einer vorherigen Unterdrückung einer Krankheit mit Hilfe von Antibiotika. Unter Einfluß der homöopathischen Mittel können diese „alten" Krankheiten jetzt endgültig geheilt werden.

Homöopathische Mittel – Tabletten, Tropfen und Körner – werden eine halbe Stunde vor dem Essen eingenommen. Tablette und Körner läßt man möglichst lange unter der Zunge zerge-

hen, Tropfen werden mit Wasser vermischt und ebenfalls möglichst lange im Mund behalten. Auf diese Art wird die wirksame Substanz über die Mundschleimhaut aufgenommen. Zur Förderung der Wirkung essen und trinken Sie nach dem Einnehmen eine halbe Stunde lang nichts. Eine solche Dosis nehmen Sie dreimal täglich ein.

Fällt Ihre Wahl auf eine homöopathische Behandlung von Wechseljahrbeschwerden, verschreibt Ihnen ein homöopathischer Arzt ein Heilmittel in Abhängigkeit von Ihrem Konstitutionstypus.

HERZKLOPFEN
- Sepia,
- Lachesis,
- Pulsatilla,
- Hypericum.

KOPFSCHMERZEN
- Sanguinaria,
- Sepia,
- Ignatia.

HORMONREGULIERUNG
- Sepia,
- Ex Herba angelica;
- Ovaria siccata (Komplex-Mittel).

WALLUNGEN
- Sepia,
- Jaborandi,
- Melilotus,
- Sambucus,
- Lachesis;

38

- Bonufemme (Komplex-Mittel),
- Erechtrites 216 (Komplex-Mittel),
- Sabadilla-Komplex 214 (Komplex-Mittel),
- Sepi-Komplex (Komplex-Mittel).

ALLGEMEINE WECHSEL-JAHRBESCHWERDEN
- Famosan (Komplex-Mittel).

ZU GERINGE VAGINAL-SCHLEIM-ABSONDERUNG
- Lycopodium.

DEPRESSIONEN
- Hypericum,
- Lachesis,
- Pulsatilla,
- Lycopodium.

Hydrotherapie

Die Heilwirkung der Hydro- oder Wassertherapie war bereits im Altertum bekannt. Schon Hippokrates (460 v. Chr.) und sein Zeitgenosse Galenus wandten sie an. Auch die Ägypter und Römer waren mit der heilenden Wirkung des Wassers vertraut und nutzten sie in ihren öffentlichen Badehäusern.

Der Niederländer Boerhaave (1668–1773) sowie die deutschen Ärzte Sigmund Hahn (1664–1742) und dessen Sohn Johann Sigmund Hahn (1669–1773) brachten die Hydrotherapie wieder zu Ehren. Sie verdankt allerdings ihre Bekanntheit insbesondere dem Wirken von Vincenz Priessnitz (1799–1851), Sebastian Kneipp (1821–1897) und Louis Kuhne (1835–1901). Sebastian Kneipp ist der bekannteste der drei Laienheiler. Die von ihm entwickelte Kneippkur wird auch heute noch angewendet.

Die Hydrotherapie verwendet kaltes Wasser von 12–16° C, Wasser von 30° C sowie warmes Wasser von 38° C. Die Verwendung von *kaltem Wasser* führt zu einem Zusammenziehen der Blutgefäße. Nach dem Kältereiz erweitern sich die Blutgefäße, wodurch es zu einer besseren Blutzirkulation kommt. Das hat vor allem eine äußerst günstige Auswirkung auf Störungen des Nervensystems. Im allgemeinen stimulieren Kältereize das sympathische Nervensystem, mit dem Ziel, Aktionen einzuleiten. Wärmereize hingegen aktivieren das parasympathische Nervensystem, um Ruhe und Gesundung herbeizuführen. Das bedeutet, daß bei einer seelischen Anspannung warme Bäder, ganz besonders wenn Kräuter beigemischt werden, beruhigend wirken, während ein schwaches Nervensystem durch kaltes Wasser gestärkt wird. Von allen Wasseranwendungen kann gesagt werden, daß sie Ausscheidungen stimulieren und daher reinigend wirken. Das hat eine heilende Wirkung, die Präventivwirkung dieser

39

Therapie ist jedoch vermutlich noch viel stärker.

Außer mit Hilfe von Bädern wird die Wassertherapie in Form von Kompressen, Wechselfußbädern, Fußwickeln, kalten Waschungen, Wassertreten und Sitzbädern eingesetzt. Für jede Art der Behandlung braucht man außer Wasser nur wenige Dinge, (Geschirr-)Tücher und ein Wollschal sind außerdem keine sehr großen Investitionen.

Für eine *Kompresse* brauchen Sie zwei (Geschirr-)Tücher aus Baumwolle und einen Wollschal oder -pullover. Eines der Tücher tauchen Sie in den entsprechenden Kräutersud und legen es danach auf die Haut. Darüber legen Sie das trockene Tuch. Das Ganze decken Sie mit dem Wollschal oder -pullover zu.
Die Kompressen werden in einen kalten oder warmen Sud getaucht. Eine kalte Kompresse lassen Sie 30 bis 40 Minuten auf der Haut. Sie läßt dann von „innen her" Wärme entstehen. Daher hat die kalte Kompresse eine tiefere und längere Nachwirkung als die warme.
Letztere müssen Sie alle fünf Minuten erneuern, um die gewünschte Wärme zu erhalten, der Vorgang dauert insgesamt 20 Minuten.
Bei chronischen Beschwerden führen Sie die Behandlung drei Wochen lang täglich durch.

Warme Wannenbäder wirken vor allem entspannend. Lassen Sie dazu die Badewanne mit Wasser von 37° C vollaufen und legen Sie sich zehn Minuten lang bis zum Hals ins warme Wasser. Stützen Sie den Kopf auf ein Badekis-

sen oder ein zusammengelegtes Handtuch. Bei einem Blutstau in Richtung Kopf wickeln Sie eine kalte Kompresse um Ihren Kopf. Hierfür nehmen Sie ein Handtuch, halten es unter das kalte Wasser, winden es kurz aus und binden es um Ihren Kopf. Zur Vermeidung übermäßiger Transpiration nehmen Sie nach dem warmen Bad eine kalte Dusche.

Äußerst beruhigend wirken *Wechselfußbäder*. Sie sind besonders wirksam, wenn Sie sich vor dem Schlafengehen dafür ein wenig Zeit nehmen.
Sie brauchen zwei kleine Wannen oder zwei größere Eimer. Die/der eine wird mit kaltem, die/der andere mit warmem Wasser gefüllt. Das Wasser soll mindestens bis zu den Knöcheln, vorzugsweise aber bis zur halben Höhe der Waden, reichen.
Fangen Sie mit beiden Füßen im warmen Wasser zwei bis fünf Minuten lang an und stellen Sie sie danach für zehn bis 30 Sekunden ins kalte Wasser. Dann wieder für zwei bis fünf Minuten ins warme Wasser und zehn bis 30 Sekunden ins kalte. Wiederholen Sie den Vorgang eine Viertelstunde lang.
Das bis zu den Waden reichende Wechselfußbad ist bei Krampfadern nicht geeignet. In einem solchen Fall werden nur die Fußsohlen ins Wasser getaucht.

Außer Wechselfußbädern kennt die Wassertherapie auch *Fußwickel*. Hierfür brauchen Sie zwei Paar Baumwollsocken und eine Wolldecke oder einen Wollschal. Die Socken sollten bis zur halben Wadenhöhe reichen.
Sie tauchen das eine Paar Socken in kaltes Wasser und winden es etwas aus.

40

Ziehen Sie die nassen Socken an und gleich darüber die trockenen. Wickeln Sie dann den Wollschal um Ihre Füße oder legen Sie eine Decke darüber. Lassen Sie diesen Wickel mindestens eine Stunde lang um Ihre Füße gewickelt.

Auch *kalte Waschungen* wirken beruhigend und stimulierend. Wiederum haben Sie für diese sofortwirkende Behandlung die Utensilien bereits im Haus: einen Waschlappen und kaltes Wasser.
Machen Sie in der Früh beim Waschbecken einen Waschlappen mit kaltem Wasser naß, drücken Sie ihn ein wenig aus und beginnen Sie mit der Waschung. Dabei ist die Reihenfolge sehr wichtig: Waschen Sie immer von rechts unten nach links oben. Streichen Sie am rechten Bein entlang, von unten bis zum Oberschenkel, an der Innen- und Außenseite. Tun Sie dasselbe beim linken Bein. Fahren Sie mit dem Waschlappen über den rechten Arm von der Hand bis zur Schulter, über die Innen- und Außenseite des Arms. Wiederholen Sie das beim linken Arm. Streichen Sie mit kreisförmigen Bewegungen vom Bauch bis zum Hals. Fahren Sie ebenfalls mit kreisförmigen Bewegungen an beiden Seiten des Körpers entlang hinauf, vom Oberschenkel bis zur Achsel. Streichen Sie von den Gesäßbacken am Rücken entlang hinauf, so hoch Sie können. Bewegen Sie den Waschlappen in Kreisen über Hals und Nacken und enden Sie beim Gesicht. Schließlich fahren Sie mit dem Waschlappen noch über beide Fußsohlen. Vor jedem Strich mit dem Waschlappen muß er neuerlich naß gemacht werden.

Die gesamte Waschung dauert nicht länger als drei bis vier Minuten. Legen Sie sich nach der Waschung unbekleidet für etwa zehn Minuten ins warme Bett. Die von der inneren Wärme des Körpers hervorgerufene Reaktion auf das kalte Wasser läßt die an der Haut klebende Feuchtigkeit verdampfen. Das gibt ein angenehm warmes Gefühl, wodurch sich der Körper prickelnd und frisch anfühlt: ein guter Anfang eines neuen Tages!

Für *Sitzbäder* verwenden Sie einen großen, mit kaltem Wasser gefüllten Eimer und legen ein Sitzbrett darauf. Wenn Sie nicht übergewichtig sind, setzen Sie sich auf den (nicht scharfen) Rand des Eimers.
Reizt das kalte Wasser anfänglich zu stark, erwärmen Sie es auf die gewünschte Temperatur und verwenden Sie jeden folgenden Tag Wasser mit einer etwas niedrigeren Temperatur, bis Sie das kalte Wasser vertragen. Sorgen Sie dafür, daß der Oberkörper und die Füße während des Reibesitzbades warm bleiben.
Setzen Sie sich auf den Rand des Eimers oder auf das Sitzbrett. Die Gesäßbacken dürfen das Wasser nicht berühren. Tauchen Sie einen Schwamm oder einen Waschlappen ins kalte Wasser und spülen Sie mit Aufwärtsbewegungen Ihre Geschlechtsorgane. Spülen Sie 15 Minuten lang ohne Unterbrechung. Erneuern Sie das Wasser etwa in der Mitte der Behandlung, damit die gewünschte Temperatur und Frische erhalten bleiben.
Diese besonders wirksame Therapie führen Sie mindestens drei Wochen lang täglich durch.

41

Waschen Sie die Geschlechtsorgane nie mit Seife. Seife stört das natürliche Gleichgewicht der Hautbakterien und führt, überhaupt bei der älter und dünner werdenden Haut, zu Irritationen.

Schließlich gehört zur Hydrotherapie noch das erfrischende *Wassertreten*. Hierfür brauchen Sie eine Badewanne. Ein Mörteltrog (in Baumärkten erhältlich) ist ebenfalls geeignet. Diesen füllen Sie fast bis zum Rand mit kaltem Wasser.
Bevor Sie beginnen, müssen die Füße warm sein. Es kann also notwendig sein, vorher ein warmes Fußbad zu nehmen. Steigen Sie, wenn die Füße warm sind, mit beiden Beinen (bis zu den Waden) ins kalte Wasser. Während der eine Fuß im Wasser steht, schwebt der andere darüber. So gehen Sie wie ein Storch 50 Sekunden bis maximal zwei Minuten lang unter Anhebung der Knie im Wasser umher. Dann steigen Sie aus dem Bad, trocknen Ihre Füße gut ab und ziehen Wollsocken, keinesfalls synthetische, an. Wenn Sie das Wassertreten vor dem Schlafengehen praktizieren, trocknen Sie Ihre Füße nicht ab, sondern steigen Sie mit den noch feuchten Füßen ins Bett.

Außer durch die Anwendung der Hydrotherapie zu Hause kann Ihre Gesundheit durch einen Urlaub in einem Kurort stark stimuliert werden. Dort wird die Hydrotherapie mit Massage, Diät und Gymnastik kombiniert. In den meisten europäischen Ländern finden Sie Kurorte, in denen Sie sich dieser Kur unterziehen können.

Wassertreten ist bei rheumatischen Beschwerden an den Zehen und Knöcheln sowie bei Blasenleiden und Ischias nicht geeignet. Die Hydrotherapie kann jedoch bei folgenden Wechseljahrbeschwerden sehr gute Ergebnisse erzielen:

GEBÄRMUTTERSENKUNG
- Reibesitzbäder.

HOHER BLUTDRUCK
- Fußwickel,
- kalte Waschungen.

BAUCHKRÄMPFE, VERURSACHT DURCH DIE GEBÄRMUTTER
- Möglichst heiße Kamille- oder Melissekompressen.

DEPRESSIONEN
- Warmes Wannenbad mit Lavendel.

SCHLECHTE DURCHBLUTUNG
- Kalte Waschungen.

IRRITATIONEN DER ÄUSSEREN GESCHLECHTSORGANE
- Dampfbad über einem Topf mit Kamillesud,
- vorsichtiges Betupfen mit gesiebtem Kamillentee – zusätzlich reinigend durch Zugabe von Salbei.

42

ZUR KRÄFTIGUNG DER GESCHLECHTSORGANE
- Kalte Waschungen,
- Reibesitzbäder.

ANGESPANNTHEIT
- Warme Wannenbäder mit Melisse, Kamille, Baldrian oder Haferstroh.

HERZKLOPFEN
- Fußwickel,
- kalte Waschungen,
- Wassertreten.

KOPFSCHMERZEN
- Wechselfußbäder mit – wenn möglich – Kamille oder Melisse,
- Wassertreten.

ZUR DURCHBLUTUNGS-FÖRDERUNG DER HAUT
- Warme Wannenbäder mit Wacholderbeeren oder Rosmarin.

KRÄMPFE
- Warme Wannenbäder mit Wacholderbeeren oder Rosmarin.

LUSTLOSIGKEIT
- Warme Wannenbäder mit Tannennadeln.

NACKENMUSKEL-SCHMERZEN
- Warme Melisse- oder Johanniskrautkompresse.

NERVOSITÄT
- Warme Wannenbäder mit Melisse, Kamille, Baldrian oder Haferstroh,
- kalte Waschungen.

ZUR DURCHBLUTUNGS-FÖRDERUNG DES UNTERLEIBES
- Reibesitzbäder.

WALLUNGEN
- Wechselfußbäder.

RÜCKENSCHMERZEN
- Warme Melisse- oder Johanniskrautkompresse.

SCHULTERMUSKEL-SCHMERZEN
- Warme Melisse- oder Johanniskrautkompresse.

SCHLAFLOSIGKEIT
- Warme Wannenbäder mit Lavendel,
- Kamille- oder Melisse-Wechselfußbäder,
- Fußwickel, die Sie vor dem Schlafengehen anbringen und die ganze Nacht über anbehalten; zur Schonung der Matratze legen Sie ein Stück Plastik unter das Leintuch,
- Wassertreten.

SCHMERZENDE KRAMPFADERN IN DEN UNTERBEINEN
- Fußwickel.

43

MÜDIGKEIT
- Wassertreten.

CHRONISCH KALTE FÜSSE
- Wassertreten.

MÜDE/SCHMERZENDE FÜSSE
- Fußwickel.

WEISSER VAGINALAUSFLUSS
- Kalte Waschungen,
- Reibesitzbäder.

Farbentherapie

Das Sehvermögen ist einer unserer wichtigsten Sinne, es schenkt uns ein Leben in einer Welt voller Farben. Jeder Mensch reagiert bewußt oder unbewußt auf Farben. So empfinden sensible Menschen rote Unterwäsche als wärmend, während Blau eine kühlende Wirkung hat. Sogar vollkommen blinde Menschen reagieren auf Farben. Tests in Rußland haben z. B. gezeigt, daß ihre Vorliebe, wenn sie sonst gesund sind, in Richtung Blau geht, und manche Blinde sind sogar fähig, Farben zu „fühlen".

Sie können selbst mit Farben experimentieren: Beobachten Sie im Spiegel, was Sie ausstrahlen, wenn Sie Kleidung in einer bestimmten Farbe tragen. Fragen Sie eine Freundin, wie eine Farbe Ihnen steht, welchen Eindruck Sie damit erwecken. Wichtig ist es auch, Ihre Kleidung an Ihre Stimmung anzupassen.

Die Farbentherapie basiert auf sieben Farben: Rot, Gelb, Blau, Grün, Orange, Indigo und Violett. Diese werden in unterschiedlicher Weise angewendet.

Sie können zum Beispiel ein Stück Stoff – am besten aus Seide – der erforderlichen Farbe auf Ihre Unterwäsche heften und somit direkt auf der Haut tragen – eventuell an der schmerzhaften Stelle.

Die Anwendung dieser Therapie ist auch schon durch das lediglich Tragen der Kleidung (Socken, Pullover, Schal) in der heilenden Farbe möglich.

Die *Bestrahlung* mit einer heilenden Farbe erfolgt dadurch, daß der Patient unter eine Lampe gesetzt wird, vor die eine Glasplatte in der gewünschten Farbe geschoben wurde. Die Bestrahlung mit einer oder mehreren Farben dauert ungefähr eine Viertelstunde.

Einen solchen Farbstrahler können Sie auch selbst basteln, indem Sie eine Farbfolie oder einen Farbfilter auf einer Schreibtischlampe von 75 oder 100 Watt befestigen. Farbfolien sind in Geschäften erhältlich, die Requisiten für Bühnenbeleuchtung verkaufen.

Die Bestrahlung erfolgt immer auf die nackte Haut mit einem Abstand von 30 bis 50 Zentimeter. Sie dürfen die Wärme der Lampe nicht spüren, denn bei der Farbentherapie wirkt nur die Farbenstrahlung.

Legen Sie sich während der Bestrahlung auf das Bett, eine Bank oder mit einer Decke auf den Boden. Entspannen Sie sich möglichst gut und schauen Sie nicht in die Lichtquelle. Sie dürfen die Augen schließen. Körperteile, die nicht bestrahlt werden müssen, decken Sie mit einer Decke oder einem Handtuch ab.

Eine weitere Anwendungsform der Farbentherapie ist das *Trinken* von Wasser, das mit der gewünschten Farbe gesättigt ist. Sie setzen ein Glas Mineralwasser (nicht kohlensäurehaltig) eine Stunde lang dem Sonnenlicht aus, wobei ein Stück Zellophan in der gewünschten Farbe über dem Glas liegt, oder Sie stellen das Wasser in einer Distanz von 20 Zentimeter 20 Minuten lang unter einen Farbstrahler. Danach trinken Sie das mit der Farbe gesättigte Wasser in kleinen Schlückchen.

Farbbäder sind eine weitere Möglichkeit. Richten Sie den Farbstrahler mit der gewünschten Farbe in zirka einem Meter Distanz auf das Wasser in einer Badewanne. Bestrahlen Sie das Wasser 20 Minuten lang. Sie dürfen diesem Badewasser weder gefärbtes Badeöl noch Badeschaum oder Seife hinzufügen, da diese Zutaten die Wirkung der Farbe verändern oder zunichte machen. Entspannen Sie sich zehn Minuten lang in diesem Bad mit einer Temperatur von ungefähr 35° C, und nehmen Sie sich nachher noch mindestens eine halbe Stunde lang Zeit zum Ruhen.

Schließlich können Sie Farben auch bei der Meditation benützen. Bestimmte Übungen bestehen nämlich in der Visualisierung von heilenden Farben, wodurch eine reinigende und somit heilende Wirkung erzielt wird.

Der Arzt Sonntag stellte aufgrund ausführlicher Labortests fest, daß bestimmte Farben eine schmerzstillende Wirkung haben, die Organe in ihren Funktionen stimulieren, die Aufnahme von Sauerstoff sowie die Oxydation beeinflussen, eine kräftigende Wirkung auf Zellgewebe haben, die Qualität und Quantität von roten Blutkörperchen fördern, den Metabolismus von Geweben stimulieren, die Ausscheidung von Abfallstoffen beeinflussen, eine gefäßerweiternde Wirkung haben und einen beruhigenden Einfluß auf Entzündungen ausüben. Die Farbentherapie kann daher zu Recht bei Beschwerden während der Menopause eingesetzt werden:

WALLUNGEN

Meiden Sie das Tragen von Rot, wählen Sie die Farben Indigo und Violett. Bestrahlen Sie den Oberkörper zweimal täglich zehn Minuten lang mit der Farbe Blau, oder nehmen Sie zweimal pro Woche zehn Minuten lang ein Wannenbad mit Blau.

REIZBARKEIT UND NERVOSITÄT

Hierbei ist es ratsam, die Farben Silbergrau, Violett und Weiß zu tragen. Alle Rotschattierungen sollten gemieden werden! Bestrahlen Sie die Vorder- und Rückseite Ihres Körpers 14 Tage lang

45

zweimal täglich 20 Minuten mit Blau; anschließend eine Woche lang Gesicht und Brust dreimal täglich mit Grün. Wiederholen Sie, falls erforderlich, dieses Schema. Eine Alternative hierzu ist dreimal wöchentlich ein Farbbad von zehn Minuten mit Grün, eventuell unter Beifügung von Baldrian oder Melisse.

MÜDIGKEIT

Die Farben Rot, Orange, Goldgelb und Kanariengelb haben eine stimulierende Wirkung. Bestrahlen Sie dreimal täglich Vorder- und Rückseite Ihres ganzen Körpers zehn Minuten lang mit der Farbe Orange.

SCHLAFLOSIGKEIT

Eine beruhigende Wirkung hat das Tragen der Farben Violett und Hellgrün. Es ist empfehlenswert, das Schlafzimmer in der Farbe Blau einzurichten. Nehmen Sie zweimal pro Woche, unmittelbar vor dem Zubettgehen, ein Farbbad von zehn Minuten mit Blau, oder bestrahlen Sie, während Sie im Bett liegen, den Oberkörper einschließlich Kopf und Gesicht mit Blau.

DEPRESSIONEN

Eine antidepressive Wirkung erzielt man durch das Tragen der Farben Signalrot, Orangerot oder Dunkelgrün, entweder in Form eines Pullovers, einer Bluse, eines Schals oder eines Rocks. Vermeiden Sie das Tragen von Grau, Braun und Dunkelblau. Bestrahlen Sie 14 Tage lang Gesicht, Hals und Hinterkopf dreimal täglich zehn Minuten mit Orange. Danach eine Woche dreimal täglich 20 Minuten die komplette Vorderseite Ihres Körpers mit Grün. Wiederholen Sie, falls erforderlich, dieses Schema.

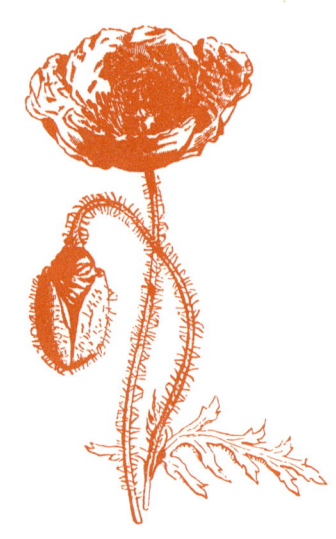

46

Kräutertherapie

In letzter Zeit hat es den Anschein, als ob die Heilwirkung von Pflanzen eine neue Entdeckung wäre. Nichts ist weniger wahr. Die Kräutertherapie wird schon seit Jahrhunderten angewendet. So nutzten die Chinesen bereits vor 4000 Jahren z. B. die schmerzstillende Wirkung des Schlafmohns oder Papavers. In den darauffolgenden Jahrhunderten hat sich das Wissen um die heilende Wirkung von Bestandteilen der unterschiedlichsten Kräuter fortwährend erweitert.

Die derzeitige Popularität dieser „natürlichen" Heilmittel kann u. a. durch die Tatsache erklärt werden, daß man sich immer mehr der schädlichen Nebenwirkungen von synthetischen Medikamenten bewußt wird. Das bedeutet nicht, daß die Verwendung von Kräutern nicht an heilkundliche Vorschriften gebunden ist. Es ist ganz bestimmt empfehlenswert, die Fachkenntnisse eines Naturmediziners zu nützen. Dieser weiß nicht nur, welche Kräuter bei welchen Beschwerden helfen, er kann sie außerdem in verantwortungsvoller Weise mit anderen Therapien wie z. B. Ernährungsumstellung und Homöopathie kombinieren.

Die *Wirkung* der verschiedenen Kräuter basiert auf den sogenannten aktiven Stoffen, die sie enthalten. Diese können sich in verschiedenen Teilen der Pflanze befinden: in den Wurzeln, Blättern, Blumen und Samen. Der Gehalt an diesen Stoffen ist abhängig vom Standort der Pflanze, von der Bodenbeschaffen-

heit, dem Wetter, dem Zeitpunkt der Ernte und der Art des Trocknens und Lagerns der Kräuter.

Kräuter können sowohl innerlich als auch äußerlich angewendet werden. Äußerliche Anwendungen sind die Zusätze von Kräuteraufgüssen zu Kompressen, Bädern, Spülungen und Salben. Innerlich werden Kräuter in Form von Tee verabreicht. Kräuter, die Sie für diesen Zweck kaufen, müssen möglichst kurz vor der Verwendung gepflückt und getrocknet worden sein. Achten Sie daher auf das Ablaufdatum auf der Verpackung. Heben Sie die Kräuter an einem dunklen, trockenen Ort in einer abgeschlossenen Dose oder Schachtel auf, weil zuviel Licht die Heilwirkung reduziert. Kräutertee kochen Sie von vier Eßlöffeln getrockneten Kräutern auf ein Liter kochendes Wasser. Lassen Sie den Tee zehn Minuten ziehen und sieben Sie ihn. Praktisch hierfür ist ein Tee-Ei. Der Inhalt eines Tee-Eis ist ausreichend für einen Liter Wasser.

Es empfiehlt sich, eine bestimmte Teezusammensetzung nicht länger als sechs Wochen zu verwenden. Dies zur Vermeidung einer Gewöhnung, die die heilende Wirkung beeinträchtigen würde. Nach sechs Wochen können Sie eine neue Zusammensetzung mit den gleichen heilenden Eigenschaften nehmen; es gibt genügend Kräuter zur Auswahl. In einer Mischung sollten Sie nicht mehr als drei verschiedene Kräuter verwenden.

Erfahrung aus der Praxis: Frau A., 42 Jahre alt, leidet seit einem halben Jahr an Wallungen, Schwindel und Gehetztheit. Als Therapie erhält sie, abgesehen von einer Ernährungsberatung, folgende Kräuter verschrieben: Baldriantinktur, Teemischung aus Weißdorn, Schafgarbe und Majoran. Nach einer sechswöchigen Therapie sagt Frau A.: „Obwohl ich eine fanatische Kaffeetrinkerin war, ist das Trinken von Kräutertee halb so schlimm. Ich schaffte es, den Kaffee stehen zu lassen, und nach einigen Wochen begann ich sogar, den Tee zu mögen. Nach einer Woche fühlte ich mich schon viel ruhiger und entspannter, und nach einigen weiteren Wochen stellte ich außerdem fest, daß die Wallungen verschwunden waren."

Mischen Sie mehr als drei Kräuter miteinander, besteht die Möglichkeit, daß sie sich in ihrer Wirkung gegenseitig hemmen, was auf Kosten der Heilkraft geht.

Wenn Sie eine leidenschaftliche Kaffee- und Schwarzteetrinkerin sind, braucht es etwas Zeit, bis Sie Kräutertee kosten und schätzen lernen. Zur Erleichterung können Sie während dieses Zeitraumes den Teegeschmack durch Zugabe von Anis, Fenchel, Lavendel oder Süßholz würziger machen. Pro Tag trinken Sie mindestens drei Tassen Tee, mehr ist jedoch noch besser. Arbeiten Sie außer Haus, können Sie eine Thermosflasche mit Kräutertee oder ein gefülltes Tee-Ei mitnehmen. Teesorten mit Geschmack (Orange, Kirsche, Heidelbeere usw.) sind, genauso wie unser schwarzer Tee, aus gerösteten Teeblättern hergestellt und haben daher *keine* Heilwirkung.

Kräutertinktur wird durch das Ziehenlassen von getrockneten Kräutern in Alkohol hergestellt. In diesem Fall ist die Dosierung dreimal täglich zehn bis 15 Tropfen, je nach Ernst der Beschwerden. Auch eine Kräutertinktur sollten Sie vorzugsweise nicht länger als drei Wochen hintereinander verwenden. Bei Wechselbeschwerden kann man sie sehr gut mit Kräutertee zusammen verwenden, der wiederum mit jeder anderen Therapie kombiniert werden kann.

HERZKLOPFEN
- Teemischungen: Weißdorn (Craetegus), Salbei (Salvia officinalis) und

Baldrian (Valeriana officinalis); Rosmarin (Rosmarinus officinalis), Birke (Betula alba) und Schafgarbe (Achillea millefolium).
- Tinktur aus: Baldrian (Valeriana officinalis), Gurkenkraut (Borago officinalis), Engelkraut (Angelica archangelica).

HORMONREGULIERUNG
- Teemischung: Mariendistel (Carduus silybum), Holunder (Sambucus nigra) und Hopfen (Humulus lupulus).

MIGRÄNE
- Teemischungen: Schafgarbe (Achillea millefolium), Waldmeister (Asperula odorata) und Majoran (Origanum vulgare); Hirtentäschel (Capsella bursa pastoris), Majoran (Origanum vulgare) und Waldmeister (Asperula odorata).

WALLUNGEN
- Siehe Herzklopfen.

MÜDIGKEIT
- Teemischung aus: Ysop (Hyssopus officinalis), Hirtentäschel (Capsella bursa pastoris) und Huflattich (Tussilago farfara); Salbei (Salvia officinalis), Geißblatt (Lonicera periclymenum) und Hirtentäschel (Capsella bursa pastoris); Frauenmantel (Alchemilla vulgaris), Hirtentäschel (Capsella bursa pastoris) und Wiesen-Schaumkraut (Cardamine pratensis).

49

- Tinktur aus drei der folgenden Kräuter nach Wahl: Salbei (Salvia officinalis), Engelkraut (Angelica archangelica), Eisenkraut (Verbena officinalis), Mädesüß (Filipendula ulmaria) und Ruprechtskraut (Geranium Robertianum).

DEPRESSIONEN

- Teemischung: Hecken-Rose (Rosa canina), Johanniskraut (Hypericum perforatum) und Frauenmantel (Alchemilla vulgaris); Kamille (Matricaria chamomilla), Johanniskraut (Hypericum perforatum) und Frauenmantel (Alchemilla vulgaris); Engelkraut (Angelica archangelica), Eiche (Quercus Robur) und Acker-Stiefmütterchen (Viola tricolor).

- Tinktur aus: Baldrian (Valeriana officinalis), Majoran (Origanum vulgare), Engelkraut (Angelica archangelica), Acker-Schachtelhalm (Equisetum arvense), Echtem Steinklee (Mellilotus officinalis), Johanniskraut (Hypericum perforatum), Salbei (Salvia officinalis), Frauenmantel (Alchemilla vulgaris), Löwenzahn (Tatraxacum officinale), Roßkastanie (Aesculus hippocastanum), Odermenning (Agrimonia eupatoria), Echte Goldrute (Solidago virga aurea), Salbei (Salvia officinalis).

Moxatherapie

Moxibustion, das Verbrennen von Heilkräutern auf der Haut, ist eine Therapie, die vor 5000 Jahren in China entwickelt wurde. Der Name „Moxibustion" ist von Moxa (= Beifuß) und Bustum (= Brandstätte) abgeleitet.

Für die Behandlung, die Sie selbst durchführen können, werden die Blätter des Beifuß (Artemisia vulgaris) verwendet. Diese werden angezündet und anschließend mit speziellen Hautpunkten auf den Meridianen, den Energiebahnen des Körpers, in Kontakt gebracht. Die so verursachte Wärmezufuhr führt zu einer Erweiterung der Hautgefäße an der Hautoberfläche, wodurch die Regulierungsprozesse im Organismus in Schwung gebracht werden. Diese Wechselwirkung zwischen den stimulierten Hautpunkten und der regulierenden Funktion der inneren Organe bildet die Grundlage der Moxatherapie. Ursprünglich wurde Moxibustion nur bei der Behandlung der sogenannten „Kälte"-Krankheit Rheuma angewendet, weil Wärme die Rheumabeschwerden lindert; sehr rasch stellte sich jedoch heraus, daß Moxibustion auch bei anderen Beschwerden hilft, wie z. B. bei Funktionsstörungen, die durch eine zu geringe Aktivität der Organe verursacht werden, oder bei Beschwerden infolge psychischer Überbelastung. Auch auf Wechseljahrbeschwerden kann sie sich positiv auswirken.

50

Eine komplette Moxabehandlung dauert nicht länger als 20 Minuten. Dabei wird immer an beiden Seiten des Körpers moxiert. Sie müssen darauf achten, daß eine Seite des Körpers oft empfindlicher ist als die andere. Darum kann die Dauer der Moxabehandlung pro Körperhälfte unterschiedlich sein.

Für die Moxabehandlung brauchen Sie also Beifußkraut. Es ist lose und in gepreßter Form erhältlich – Stöckchen mit einer Länge von 20 Zentimeter und einer Dicke von 1,5 Zentimeter. Sie werden in drei Sorten verkauft: Moxa pur, Moxa mit Ingwer und Moxa mit Knoblauch. Die beiden letzteren haben den Vorteil, daß sie etwas kräftiger wirken und weniger stark riechen als Moxa pur, dessen Geruch beim Verbrennen ziemlich stark und dominierend ist. Der Moxastick hat als Schutz eine bedruckte äußere Hülle, die ihn lose umhüllt. Bevor Sie den Stick anzünden, schieben Sie diese Hülle ein paar Zentimeter zurück. Beginnen die Ränder des Sticks zu glühen, blasen Sie den Stick kurz an, bis die gesamte Oberfläche glüht. Die sich darauf befindliche Menge der Asche bestimmt in hohem Maße die Hitze des Sticks. Während der Behandlung klopfen Sie die Asche regelmäßig vom Stick. Wurde der Stick gerade erst angezündet, ist noch wenig Wärme vorhanden. Allmählich nimmt sie in dem Maße zu, in dem sich das Glühen ausbreitet.

Einen soeben angezündeten Stick halten Sie in einer Entfernung von einem Zentimeter von der Haut, nach einigen Minuten zwei bis drei Zentimeter von der Haut entfernt; danach wieder einen Zentimeter.

Halten Sie den Moxastick insgesamt fünf Minuten über dem ausgesuchten Punkt. Die Entfernung ist richtig, wenn Sie fühlen, wie die Wärme durch die Haut nach innen strömt. Wenn Sie einen kleinen Stich in der Haut spüren, können Sie kurz mit dem Finger über diesen Punkt reiben, bevor Sie die Behandlung abschließen. Entsteht ein unangenehmes Gefühl oder färbt sich die Haut während der Behandlung leicht rosa, sollten Sie aufhören.

KREISLAUFSTÖRUNGEN

Bei Kreislaufstörungen, besonders wenn die Beschwerden durch einen Mangel an Energie (Wärme) verursacht werden, kann die Moxatherapie angewendet werden. Am Körper ist dieses Fehlen einer guten Zirkulation spürbar, wenn ein zu behandelnder Punkt sich schlaff und kalt anfühlt. Außer bei spezifischen Beschwerden wird Moxieren auch angewendet, wenn man fröstelt. Durch das Moxieren von Punkten auf den Füßen wird zum Beispiel der Blutkreislauf angeregt, sodaß ein entspanntes, warmes Gefühl entsteht. Moxieren darf absolut nicht angewendet werden, wenn man Fieber hat. Die Therapie besteht ja darin, Wärme zuzuführen.

HERZKLOPFEN

Bei Herzklopfen wird ein Punkt auf der Fußsohle unter dem Vorfuß (siehe Abbildung 12, Punkt 20) moxiert. Dieser Punkt entspricht dem Sonnengeflecht und führt bei Behandlung zu einer tota-

51

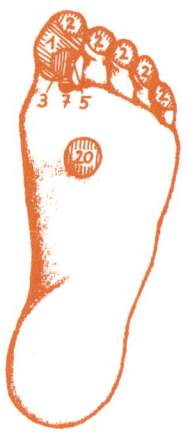

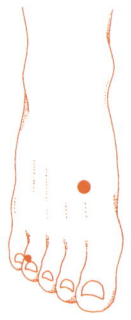

REIZBARKEIT UND NERVOSITÄT

An der Innenseite des Beines (siehe Abbildung 15) befindet sich ein Punkt auf dem Milzmeridian, der bei den meisten Frauen chronisch schmerzhaft ist. Dieser Punkt sollte bei nervöser Gereiztheit moxiert werden.

len Entspannung. Ein weiterer Punkt, der bei diesem Leiden behandelt werden kann, befindet sich auf den Armen, an der Innenseite des Handgelenks (siehe Abbildung 13).

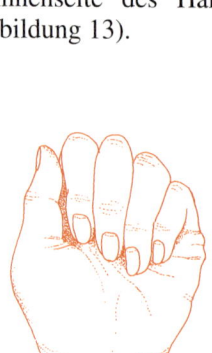

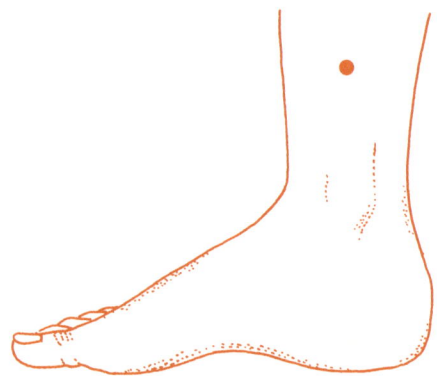

KOPFSCHMERZEN

Diese Beschwerden werden über einen Punkt auf dem Lebermeridian behandelt, das heißt zwischen den Mittelfußknochen der großen und der zweiten Zehe (siehe Abbildung 14).

MÜDIGKEIT

Bei starker Müdigkeit können zwei Punkte auf dem Magenmeridian behan-

52

delt werden: Sie messen drei Daumen-
breiten ab dem untersten Rand der
Kniescheibe an der Schienbeinseite.
Der andere Punkt liegt drei Daumen-
längen unterhalb dieses Punktes.
Beide Punkte können zur Steigerung
Ihrer Energie jeden Tag moxiert wer-
den.

DEPRESSIONEN

Wenn Sie den Kopf nach vorne beugen, dann spüren Sie am Anfang des
Nackens einen Höcker: den ersten
Nackenwirbel. Der Punkt zwischen
dem ersten und dem zweiten Nackenwirbel wird bei emotionellen Spannungen moxiert.
Ein weiterer Punkt, der hierfür behan-

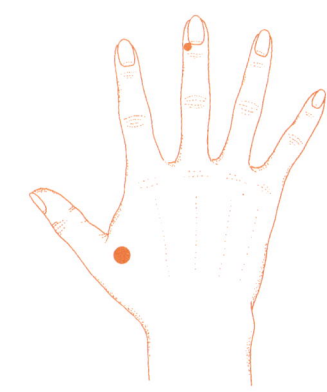

Abbildung 16

delt werden kann, befindet sich zwischen den Mittelhandknochen von
Daumen und Zeigefinger an der Seite
des Zeigefingers (siehe Abbildung 16).

Reflexzonenmassage

Auch diese Therapie kannten die Chinesen bereits vor 5000 Jahren, außerhalb der Chinesischen Mauer wurde
die Reflexzonentherapie jedoch erst
Jahrhunderte später bekannt. In Westeuropa kam man damit im 16. Jahrhundert in Kontakt, aber auch damals war
diese Heilmethode im Westen noch
nicht allgemein bekannt. Erst W. Fitz-
gerald (1872–1942), ein amerikani-
scher Arzt, wußte dies zu ändern. Er
entdeckte die Möglichkeiten der Reflexzonenmassage dank der Kenntnisse
wieder, die er darüber bei indianischen
Medizinmännern fand. Aufgrund seiner

Tätigkeit an Kliniken in London und
Wien und dank seines Buches „Zone
Therapy" kam diese Heilmethode Anfang unseres Jahrhunderts nach Europa.
Einige Zeit später gab die Amerika-
nerin Eunice Ingham in ihrem Buch
„Stories the feet can tell" eine Beschreibung der von ihr entwickelten
Handgrifftechnik für die Fußmassage.
Auch die Deutsche Hanne Marquardt
lieferte mit ihrem Werk „Fußzonen-
massage als Therapie" einen bedeutenden Beitrag zur Tatsache, daß diese
Therapie mit ihren vielseitigen Anwendungen und einfachen Handgriffen

53

heute eine der populärsten Massagetherapien ist.

Ausgangspunkt der Reflexzonenmassage sind die Reflexbahnen, die von den inneren Organen zur Körperoberfläche laufen. Über diese Reflexbahnen ändern sich bestimmte Zonen der Haut bei Störungen in den inneren Organen. Das Massieren dieser Zonen auf der Haut beeinflußt die inneren Organe und lindert oder behebt so die Beschwerden.

Eine weitere wichtige Auswirkung der Reflexzonenmassage ist die Entspannung, die den Kreislauf und die Funktion des Nervensystems verbessert und das Zusammenspiel zwischen den verschiedenen Körperfunktionen wiederherstellt.

Reflexzonen befinden sich nicht nur auf den Händen und Füßen, sondern auch im Gesicht, auf den Ohren und auf dem Rücken. Die Behandlung besteht darin, mit Daumen und Zeigefinger auf die Reflexpunkte zu drücken und die Haut mit knetenden Bewegungen zu bearbeiten. Die Massage kann täglich

angewendet werden. Sie müssen darauf achten, nicht so hart zu drücken, daß die Behandlung schmerzhaft wird. Bei harter, schmerzhafter Massage eines Muskelbündels verteidigt sich der Organismus. Der Muskel wird dann hart, und der Organismus weniger empfänglich. Außerdem ist das Gewebe in einer schmerzhaften Reflexzone meistens bereits verhärtet. Durch eine zu kräftige Massage verschlimmert sich die Situation, und es entstehen blaue Flecken.

Sie könnten sich bei spezifischen Beschwerden oder auch nur so, zur allgemeinen Entspannung, eine Behandlung zum Kennenlernen gönnen. Sollten Sie daran interessiert sein, ist es sicher der Mühe wert, einen Einführungskurs zu besuchen. Sie lernen dort die richtige Massagemethode und wie Sie diese als tägliche gesundheitliche Präventivmaßnahme anwenden können.

Mit der Reflexzonenmassage können jedoch auch akute Krankheitsprozesse (Zahnschmerzen, Halsschmerzen, Kopfschmerzen) und chronische Pro-

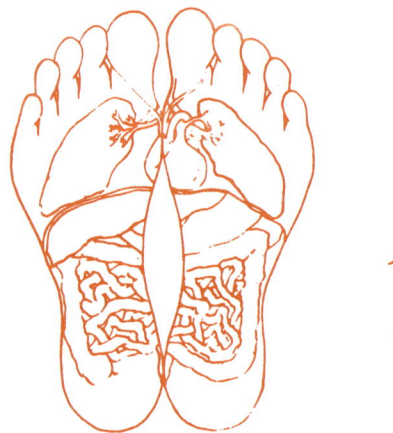
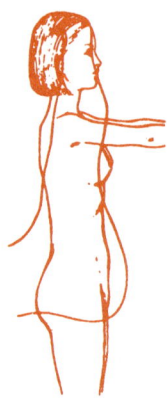

Abbildung 17

54

0. Hypophyse (Hirnanhangsdrüse)
1. Kopf allgemein
2. Stirnhöhle
4. Epiphyse
   (Zirbeldrüse)
7. Nacken
8. Augen
9. Ohren
10. Schultern
12. Schilddrüse
13. Nebenschilddrüse
14. Lungen, Bronchien
15. Magen
16. Zwölffingerdarm
17. Pankreas
    (Bauchspeicheldrüse)
18. Leber
19. Gallenblase
20. Plexus solaris (Sonnengeflecht)
21. Nebennieren (nicht angegeben)
22. Nieren
23. Harnleiter
24. Blase
25. Dünndarm
26. Blinddarm
27. Ileum, Sphincter (Krummdarmmuskulatur)
28. Aufsteigender Dickdarm (colon ascendus)
29. Querliegender Dickdarm (colon transversum)
30. Absteigender Dickdarm (colon descendens)
31. Mastdarm
32. Rektum
33. Herz und Kreislauf
34. Milz
36. Eierstöcke/Hoden
39. Lymphdrüsen in Kopf und Brustkorb
40. Lymphdrüsen im Unterleib
41. Lymphgefäß in Brustkorb/Kehlkopf
42. Innenohr
43. Weibliche Brust
50. Gebärmutter/Prostata
52. Mastdarm
53. Halswirbel
54. Rückenwirbel
55. Lendenwirbel
56. Steißbein
a. Ischiasnerv

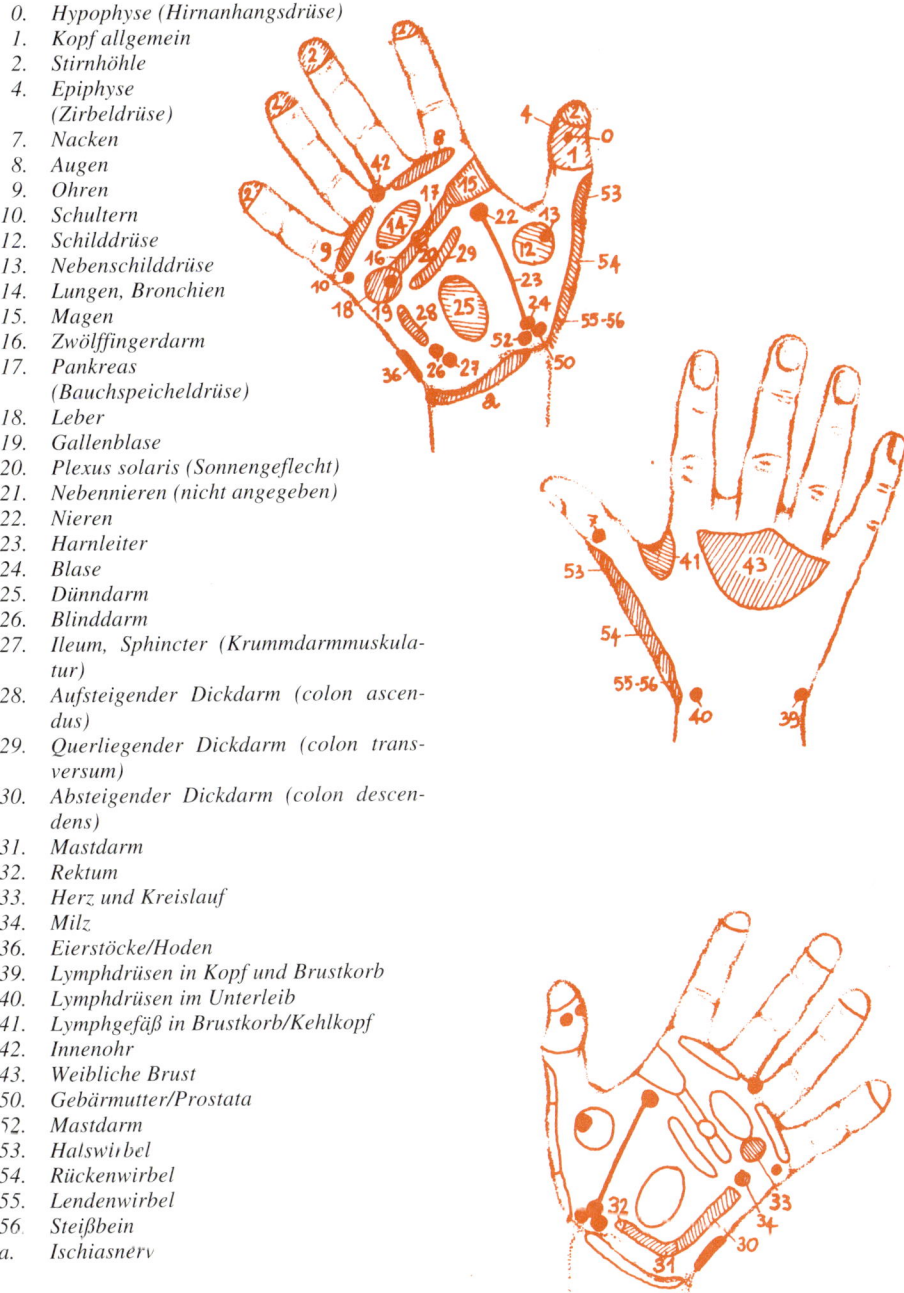

Linke Hand

Abbildung 18

55

bleme (Verstopfung, Menstruationsschmerzen) behandelt werden. Eine regelmäßige und richtige Technik ist dabei wesentlich. Bei diesen Beschwerden dürfen Sie nicht massieren, bevor ein Fachmann eine Diagnose erstellt hat. Diese Therapieform darf nicht angewendet werden bei Krebs, Krankheiten mit Fieber und an Stellen, an denen die Haut durch Krampfadern, Pilzerkrankungen, Warzen, Blutschwämme, Ekzeme oder Eiterabsonderung angegriffen ist.

Die *Fußreflexzonen*, die den verschiedenen Organen entsprechen, bilden in einer auffälligen Art und Weise eine genaue Spiegelung des Inneren des Körpers. Sie finden die Reflexzone des Kopfes auf den Zehen, die der Lungen auf dem Vorfuß, die der Nieren auf dem Mittelfuß und die der Gedärme auf dem Unterfuß. Wenn die Füße aneinander gelegt werden, sehen Sie, wie die Wirbelsäulenzone am Innenrand der beiden Füße entlang liegt. Auch auf den Seiten der Füße und auf den Oberseiten befinden sich Reflexzonen. Die Organe der linken Körperhälfte, wie zum Beispiel die Milz, finden Sie auf dem linken Fuß; die Organe der rechten Körperhälfte, zum Beispiel die Leber, auf dem rechten Fuß. Die übrigen Organe, die sich in beiden Seiten oder in der Mitte des Körpers befinden, finden Sie auf beiden Füßen wieder. Sie sehen auch deutliche Strukturparallelen zwischen den Füßen und dem Rest des Körpers (siehe Abbildung 17).

Die *Reflexzonen auf der Hand* entsprechen jenen auf den Füßen, weil aber die Hände und Füße sich in Form und Größe unterscheiden, sind auch die hier vorhandenen Reflexzonen unterschiedlich (Abbildung 18). Die Punkte liegen viel tiefer als bei den Füßen, weil die Hände dauernd mit den verschiedensten Gegenständen in Kontakt kommen, wodurch eine „Schutzschicht" entstanden ist. Das bedeutet auch, daß auf den Händen tiefer gedrückt werden muß, um die empfindlichen Stellen zu finden.

Die Funktion der Organe wird übrigens auch durch Barfußgehen in Sand oder Gras sowie im Haus auf einer Matte mit Gummistoppeln stimuliert.

Wenn die Menopause von Beschwerden begleitet wird, können Sie selbst die Reflexzonenmassage anwenden. Inzwischen gibt es auch viele naturheilkundliche Ordinationen, an die Sie sich für eine solche Behandlung wenden können, sowohl bei physischen als auch bei psychischen Beschwerden.

ÄNGSTE

Fußreflexzonenmassage:
Massieren Sie auf beiden Füßen 20 Minuten lang die Reflexzone der Lungen/Bronchien (siehe Abbildung 19, Punkt 14), die Kopfzone (siehe Abbildung 20, Punkt 1) und die Zone der Nebennieren (siehe Abbildung 21, Punkt 21). Massieren Sie zuerst den rechten und dann den linken Fuß.

56

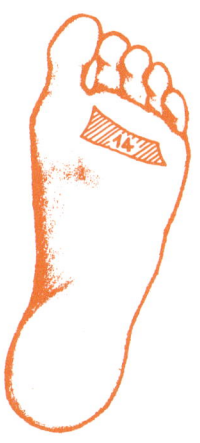

Abbildung 19

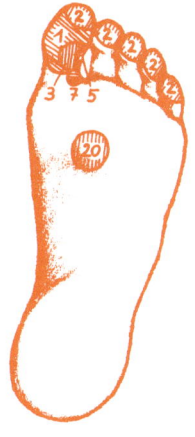

Abbildung 20

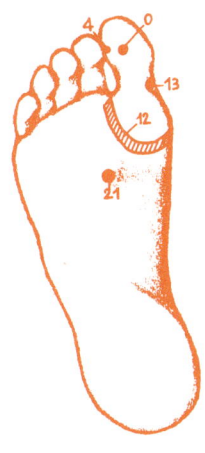

Abbildung 21

NERVOSITÄT UND REIZBARKEIT

Fußreflexzonenmassage:
Massieren Sie beide Füße gleichzeitig mindestens eine Viertelstunde lang auf der Sonnengeflechtszone (siehe Abbildung 20, Punkt 20). Am besten ist es, wenn jemand anderer Ihre Füße an diesen Stellen massiert. Setzen Sie sich dazu aufs Bett oder auf den Boden. Lassen Sie den Partner am Fußende sitzen und einen Daumen auf die Sonnengeflechtszonen beider Füße legen. Während Sie ausatmen, muß tief in die Haut der Füße gedrückt werden, der Druck soll abnehmen, wenn Sie einatmen. Verlangsamen Sie während der Massage Ihre Atmung, damit Sie ruhig werden.

Handreflexzonenmassage:
Massieren Sie 20 Minuten lang die Zwerchfellreflexzone. Dieses Reflexgebiet liegt quer über beide Handkanten (siehe Abbildung 18, Punkt 20).

WALLUNGEN

Handreflexzonenmassage:
Legen Sie einen Arm nach unten auf den Tisch. Drücken Sie den Daumen der anderen Hand massierenderweise auf das Reflexzonengebiet der Geschlechtsorgane, das sich auf den Handgelenken befindet. Massieren Sie anschließend das Reflexzonengebiet der Hypophyse und der Epiphyse auf dem Daumen (siehe Abbildung 18, Punkt 0 und Punkt 4). Nach zehn Minuten massieren Sie die andere Hand.

57

Erfahrung aus der Praxis: Frau C., 46 Jahre alt, leidet an Herzklopfen, Depressionen, Ängsten, Nervosität, schmerzhafter und unregelmäßiger Menstruation. Man empfahl ihr, jeden Morgen eine nervenstärkende kalte Waschung anzuwenden und vor dem Schlafengehen ein entspannendes warmes Wannen- oder Wechselfußbad mit Lavendel, Kamille oder Melisse zu nehmen. An Tagen ohne Wannen- oder Fußbad verwendet Frau C. gegen ihre Schlaflosigkeit einen Fußwickel. Weiters wurden ihr Tee aus Rosmarin, Eisenkraut und Käsepappel verschrieben.

Ihre Reaktion auf die Therapie: „Ich merke, daß die hydrotherapeutischen Anwendungen für mich sehr entspannend sind. Ich schlafe jetzt gut, fühle mich ruhiger und weniger müde. Ich finde, daß der Fußwickel und das Wechselfußbad die stärkste Wirkung haben. Ich fühle einfach, wie während der Anwendungen alle unruhigen Gedanken aus meinem Kopf verschwinden. Ich trinke gerne Kräutertee, das ist mir also nicht schwer gefallen. Inzwischen habe ich mich daran gewöhnt, jeden Tag eine große Kanne Kräutertee zu trinken, und das tut mir sehr gut."

Schüssler-Salztherapie

Stoffwechselstörungen infolge eines Mangels an anorganischen Salzen oder Mineralstoffen schaffen, so ging aus einer Untersuchung des Arztes W. H. Schüssler (1821–1898) hervor, ideale Bedingungen für die Entstehung von Krankheiten. Unser Körper braucht für seinen permanenten Regenerationsprozeß unbedingt die Mineralstoffreserven, die in den Körperzellen gelagert sind. Wenn Sie sich mit Vollwertkost ernähren, werden diese Mineralstoffreserven immer wieder aufgefüllt. Enthält Ihre Nahrung jedoch nicht alle notwendigen Nährstoffe, gerät der Körper in einen Zustand der Erschöpfung, und der Widerstand gegen Krankheiten wird herabgesetzt. Zusätzliche anorganische Salze können bei einer nicht ausreichenden Reserve Ihren Stoffwechsel stimulieren, um anschließend die Vitalität wiederherzustellen.

Dr. Schüssler stellte im Blut zwölf anorganische Nährsalze fest, von denen acht bei Wechseljahrbeschwerden eine Rolle spielen können. Bei der Suche nach den zu verwendenden Salzen ist für ihn – wie für die Homöopathen – der Konstitutionstyp von Bedeutung.

Die Verwendung der Schüssler-Salze ist eine Substitutionstherapie: Der im Körper fehlende Mineralstoff wird ergänzt. Die Therapie ist nur eine vorübergehende Ergänzung zur Ernährung und geht immer Hand in Hand mit Ernährungsvorschriften, die nach einer gewissen Zeit zu ausreichenden Reserven führen müssen, sodaß Ernährungszusätze, wie eben diese Salze, nicht länger in Anspruch genommen werden müssen.

Im übrigen sind die verschriebenen Mengen sehr gering. Die Salze werden, in Form von Tabletten, ausschließlich in den niedrigen homöopathischen Potenzen D6 und D12 hergestellt.

Die Einnahme findet eine halbe Stunde vor dem Essen statt. So vermeiden Sie, daß die Magensäure die Wirkung neutralisiert. Sie sollen die Tablette nicht schlucken, sondern unter die Zunge legen, sodaß die Mundschleimhaut den Wirkstoff aufnimmt. Sie dürfen danach nicht nur eine halbe Stunde lang nichts essen, auch getrunken sollte nicht werden, um die Wirkung des Mittels zu erhöhen.

Bei akuten Beschwerden nehmen Sie einen oder zwei Tage hintereinander stündlich zwei Tabletten ein. Danach reduzieren Sie die Menge auf dreimal täglich zwei Tabletten.

Auch bei chronischen Beschwerden nehmen Sie dreimal täglich zwei Tabletten. Es kann einige Monate dauern, bevor die Wirkung spürbar wird, es ist aber auch möglich, daß dies bereits nach sechs Wochen der Fall ist.

Von den zwölf Schüssler-Salzen werden nie mehr als zwei gleichzeitig verwendet. Sind es zwei, so nehmen Sie diese nicht an ein und demselben Tag ein, sondern schlucken an einem Tag das eine und am nächsten Tag das andere Salz.

Schüssler-Salze sind während der Wechseljahre wirksam bei:

BLUTARMUT

■ Ferrum phosphoricum und Calcium phosphoricum.

HERZKLOPFEN

■ Kalium phosphoricum und Kalium sulfuricum.

WALLUNGEN

■ Calcium fluor und Magnesium fluor.

DEPRESSIONEN

■ Je nach Verschreibung des Therapeuten eine Kombination aus zwei der folgenden Salze: Calcium fluor, Calcium phosphoricum, Natrium muriaticum und Salicea.

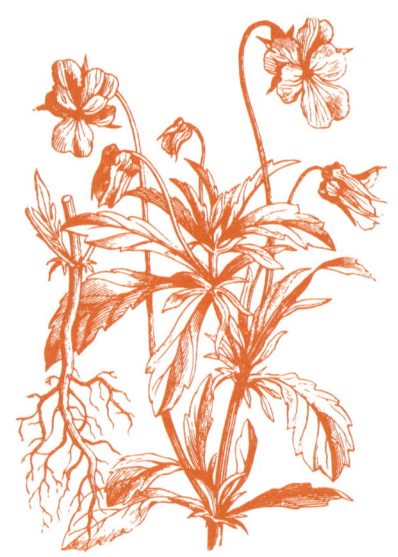

Acker-Stiefmütterchen
(Viola tricolor)   *Abbildung 22*

60

IV. Die richtige Ernährung als wertvolle Unterstützung

„Man ist, was man ißt." Diese Redewendung zeigt deutlich, wie wichtig die Rolle der Ernährung in unserem Leben ist. Diese Rolle ist selbstverständlich in jenen Zeiten umso größer, in denen mehr körperliche und seelische Widerstandskraft benötigt wird. Auch während der Wechseljahre ist eine ausgeglichene Ernährung mit wertvollen Nährstoffen daher von größter Bedeutung. Ausgewogene Vollwertkost gibt Ihnen eine hervorragende Grundlage zur Vermeidung und eventuell zur Heilung von Beschwerden. Untersuchungen haben gezeigt, daß nicht nur ein Mangel an bestimmten Nährstoffen, zum Beispiel an Nikotin- und Folsäure (ein Teil des Vitamin-B-Komplexes), sondern auch ein Übermaß an Nahrung mit Geschmacks-, Farb- und Konservierungsmitteln zu Depressivität führt.

Daher sollten Sie, wenn Sie den Wechseljahrbeschwerden entgegenwirken möchten, von einem gut durchdachten Ernährungsplan ausgehen. Das bedeutet zuallererst eine gesunde Ernährung ohne allzuviel tierisches Eiweiß, die im Anschluß beschrieben wird. Eine ausgeglichen zusammengestellte Diät heißt, daß Sie in diesem Zeitabschnitt Ihres Lebens zusätzlich jene Nährstoffe zuführen müssen, die reich an bestimmten Vitaminen und Mineralstoffen sind. Angesichts ihrer bedeutenden Wirkung sollten sie im Zentrum der Aufmerksamkeit stehen.

Fasten- und Reinigungskuren unterstützen die Gesundheit in positiver Form, von falschen Eßgewohnheiten und populären Genußmitteln sind allerdings negative Auswirkungen zu erwarten.

Gesunde Ernährung

Eine gesunde Ernährung besteht aus einem ausgewogenen Menü aus Getreide, Gemüse, Rohkost, Obst und Milchprodukten. Sie enthält alle erforderlichen Nährstoffe, wie Eiweiß, Kohlehydrate, Fette, Vitamine und Mineralstoffe in ausreichender Menge. Bevorzugt

werden Vollwertprodukte, zum Beispiel Vollkornbrot, Vollkornnudeln sowie Naturreis. Weißmehlprodukte (Weißbrot, weißer Reis etc.) enthalten wesentlich kleinere Mengen z. B. an Vitamin B. Mit Vollkornprodukten führen Sie die benötigten Nährstoffe

61

nicht nur besser als mit Weißmehlprodukten zu, sie enthalten außerdem Fasern, die den Durchgang durch den Darm fördern und somit eine Verstopfung verhindern.

Im Gegensatz zur landläufigen Meinung ist der tägliche Genuß von Fisch und Fleisch ungesund. Ein Zuviel an tierischem Eiweiß hemmt die Aufnahme von Vitamin D und Kalzium, wodurch Osteoporose entstehen kann. Wenn Sie regelmäßig Milchprodukte zu sich nehmen, wird Ihr Bedarf an tierischem Eiweiß ausreichend gedeckt. Die Aufnahme von tierischen Fetten erhöht den Cholesteringehalt des Blutes, wodurch die Arterienverkalkung gefördert werden kann. Pflanzliche Fette werden in der gesunden Ernährung bevorzugt. Sie finden sich in pflanzlichen Ölen, Gemüse, Getreide und Hülsenfrüchten.

Während der Wechseljahre ist eine ausreichende Zufuhr von *Mineralstoffen und Vitaminen* von großer Bedeutung. So sind Gemüse, Eier und Milchprodukte für die Versorgung mit Vitamin B äußerst wichtig. Ein Defizit dieser wesentlichen Nahrungsbestandteile kann sehr unterschiedliche physische und psychische Beschwerden zur Folge haben.

Eine mangelhafte *Vitamin-B1-*(Thiamin-)Zufuhr kann zum Beispiel zu Ängsten, Depressionen, Unlustgefühlen, Appetitlosigkeit, Müdigkeit, Überempfindlichkeit für Geräusche und Schmerzen führen. Zur Abdeckung Ihres Bedarfes an Vitamin B und daher auch an Vitamin B1 sind diverse

Gemüsesorten, Eier und Milchprodukte von grundlegender Bedeutung. Insbesondere müssen hier noch Vollkornbrot, ungeschälter Reis, Getreide, Hülsenfrüchte, Kartoffeln, Erdnußbutter, Nüsse und Samen genannt werden.

Bei einem Mangel an *Vitamin B2* (Riboflavin) können auftreten: Risse in den Mundwinkeln, blutunterlaufene Augen sowie Licht-Überempfindlichkeit. Denken Sie bei Ihrer Ernährung zum Beispiel an Joghurt, Aprikosen, Orangen, Zwiebel und Bananen.

Vitamin-B3-(Nikotinsäure-)Mangel verursacht psychische Probleme wie Angstzustände, Mangel an Relativierungsvermögen und übertriebene Besorgtheit. Physisch zeigt sich diese Form von Vitaminmangel durch Durchfall, schlechten Atem und Entzündungen der Haut. Achten Sie insbesondere auf ausreichende Mengen an Getreide und Gemüse (darunter Kartoffeln) in Ihrer Nahrung.

Vitamin B5 (Pantothensäure) hat eine positive Auswirkung auf schmerzhafte, brennende Füße, Schlaflosigkeit, Depressionen, Müdigkeit, Schwindel und Muskelschlaffheit. Es kommt in größerer Menge in Erdnüssen, Eiern, Pilzen und Obst vor.

Vitamin B6 (Pyridoxin) ist unter anderem für die Funktion der Nebenniere erforderlich und sorgt für die Produktion von natürlichen Antidepressiva wie z. B. Dopamin und Noradrenalin. Ein Mangel kann zu Kopfschmerzen und zu einem juckenden Ausschlag auf den Geschlechtsorganen führen.

62

Vitamin B6 ist in vielen Nahrungsmitteln enthalten, in: Haselnüssen, Hagebutten, Erbsen, Haferflocken, Brennesseln, Buttermilch, Eidottern und Hefe.

Eine mangelhafte *Vitamin-B12-*(Cobalamin-)Zufuhr kann die Ursache von perniziöser Anämie (Blutarmut), Reizbarkeit, Nervenentzündungen, unangenehmem Körpergeruch etc. sein. Das Vitamin kommt zum Beispiel in Fisch, Tamari, Tempeh und Miso vor.

Folsäure ist notwendig für den Zell- und Gewebeaufbau. Ein Mangel kann zu Überempfindlichkeit von Mund und Zunge führen, weiters zu Herzklopfen, Müdigkeit, Schwindel, Reizbarkeit und Durchfall.

Obst und Gemüse enthalten *Vitamin C* (Ascorbinsäure). Werden sie der Luft ausgesetzt oder erhitzt (Kochen), wird der Vitamin-C-Gehalt in der Nahrung verringert. Leiden Sie an einem Vitamin-C-Mangel, so kann das zu verzögerter Wundheilung, losen Zähnen, Zahnfleischbluten, Verkühlungen und Reizbarkeit führen.

Vitamin E (Tocopherol) fördert die Sauerstoffzufuhr zu den Gehirnzellen. Ein Mangel führt seelisch gesehen zu Reizbarkeit und physisch zu Hautirritationen. Pflanzliche Öle, zum Beispiel Weizenkeimöl, enthalten dieses Vitamin.

Ein Mangel an *Vitamin A* (Retinol) verursacht Nachtblindheit und Müdigkeit. Vitamin A findet man in Eiern, Milchprodukten und Gemüse, wie Karotten, Grünkohl, Spinat und Endivien.

Vitamin D (Calciferol) stimuliert die Aufnahme von Kalzium im Darm. Bei einem Mangel entstehen Nervosität, Depressionen und Osteoporose (Knochenentkalkung). Vitamin D wird vom Körper selbst in ausreichendem Maße in der Haut hergestellt, wenn diese genügend Sonnenlicht erhält. Außerdem kommt Vitamin D in Lebertran und Butter vor.

Zink kann bei einem Mangel senile Demenz und Schizophrenie verursachen, ebenso Störungen im Zentralnervensystem, die sich in unruhigen Bewegungen äußern. Zink findet man in Weizenkeimen, Hefe (Flocken) und Gemüse.
Eine zu große Zufuhr von Fluor kann bei Demenz eine Rolle spielen, da diese Substanz dem Gehirn das essentielle Element Zink entzieht. Ein Zuviel an Fluor kann auch zu Schläfrigkeit und Durchfall führen. Fluor kommt im üblichen Schwarztee und in Getreideprodukten (besonders Roggen) vor.

Eisenmangel verursacht Blutarmut, Müdigkeit und Lustlosigkeit. Rote Gemüsesorten (Rote Beete/Rote Rüben, Rotkohl/-kraut), Spinat, Hülsenfrüchte, Spargel, Hafer und Melassesirup enthalten viel Eisen.

Kalziummangel verursacht Osteoporose (Knochenentkalkung), Muskelkrämpfe und Reizbarkeit. Kalzium kommt in beträchtlichem Maße in Milchprodukten, Getreide, Gemüse und Obst vor.

Phosphor wird im Körper in Phosphat umgewandelt. Ein Zuviel an Phosphor

63

infolge des Verzehrs von tierischem Eiweiß beeinflußt die Aufnahme von Vitamin D und Kalzium in negativem Sinne und fördert Osteoporose. Phosphor findet man in Fleisch, Fisch und Milchprodukten.

Zuwenig *Natrium* (Kochsalz) kann zu Schwindel, Ohnmacht und geistiger Verwirrung führen. Man muß jedoch sagen, daß im allgemeinen eher zuviel als zuwenig Salz verwendet wird. Vor allem bei Herz- und Gefäßkrankheiten, hohem Blutdruck und Nierenkrankheiten kann eine salzarme Diät verschrieben werden.

Kalium reguliert zusammen mit Natrium den Herzrhythmus und den Wasserhaushalt. Bei einem Mangel entstehen Ödeme (z. B. Flüssigkeitsstau in den Beinen), ein übertriebenes Bedürfnis nach Süßem (Naschen!), zu niedriger Blutzuckergehalt und träge Reflexe. Kalium findet man in grünem Gemüse, Bananen, Zitrusfrüchten und Kartoffeln.

Magnesiummangel verursacht Spasmen und Krämpfe, Herzklopfen, Depressionen, Gedächtnisstörungen und Apathie. Sie können den Magnesiumgehalt mit Getreide, grünen Gemüsesorten, Nüssen und Bohnen erhöhen.

Das Eßverhalten

Die Verdauung und somit die Gesundheit werden nicht nur von den Nährstoffen, sondern auch vom gesamten Muster des Eßverhaltens beeinflußt. Hierüber sagt ein japanisches Sprichwort: „Du sollst dein Essen trinken und dein Trinken essen." Gemeint ist, daß man einen Bissen Essen so lange kauen sollte, bis er flüssig wird und die Verdauungssäfte ihre Arbeit tun konnten. Und daß man einen Schluck eines Getränks so lange im Mund behalten sollte, bis er sich mit dem Speichel vermischt hat. Die Asiaten verstehen, daß die Verdauung im Mund beginnt und nicht erst im Magen.
Auch Trinken während der Mahlzeit darf kein Anlaß dazu sein, große Nahrungsbrocken zu schlucken. Das hätte

außerdem zur Folge, daß der Magensaft verdünnt und damit die Nahrung schwerer verdaut wird. Durch langsames und andächtiges Essen wird Verdauungsproblemen vorgebeugt. Außerdem wird vermieden, daß man zuviel ißt, weil bei gutem Kauen der Sättigungspunkt schneller erreicht wird. In unseren Breiten entsteht Unterernährung meist nicht durch zuwenig Nahrung, sondern durch ungenügende Aufnahme von Nährstoffen während der Verdauung als Folge zu hastigen Essens.
Die Verdauung wird durch unregelmäßige Nahrungsaufnahme, Verschieben von Mahlzeiten und Essen zwischendurch gestört, während Essen aus einem Gefühl der Unlust (Ohnmacht,

64

Zorn, Unzufriedenheit) Überernährung und eine gestörte Darmfunktion zur Folge hat.

Fragen Sie sich in dem Augenblick, in dem Sie vor dem Süßwarengeschäft, vor dem Kühlschrank oder vor der Keksdose stehen: „Was will ich eigentlich wirklich in diesem Augenblick?" Überlegen Sie sich: Vielleicht ist ein Telefongespräch mit einer guten Freundin oder ein ordentlicher Spaziergang viel besser.

Ihre Eßgewohnheiten können Sie nur ändern, wenn Sie Ihr Verhalten ändern, nur das kann zum gewünschten Gewicht führen. Die einzigen bleibenden Ergebnisse von Abmagerungspillen (in den meisten Fällen ein verstecktes Abführmittel) sind die Bereicherung des Herstellers und die Beeinträchtigung Ihrer Gesundheit.

Genußmittel

Genußmittel beeinträchtigen häufig die Wirkung von Vitaminen und haben somit auch nachteiligen Einfluß auf Ihre Gesundheit. Ihre Ernährung sollte daher wenig Kaffee, schwarzen Tee, Alkohol und Süßigkeiten enthalten.

So enthält *Kaffee* Coffein (125 Milligramm pro Tasse), das die Blutgefäße des Herzes erweitern und Herzklopfen verursachen kann. Ein Zuviel an Coffein hat Kopfschmerzen, Reizbarkeit, Schlaflosigkeit, erhöhten Blutdruck, Verdauungs- und Darmprobleme zur Folge.
Coffein behindert die Aufnahme von Kalzium (Kalk), Eisen (Blutarmut), Kalium (Muskelfunktionen), Zink, Vitamin B (Nervensystem) und Vitamin C aus der Nahrung. Nehmen Sie daher unbedingt kurz vor, nach und während des Essens keinen Kaffee zu sich.
Nikotin und Coffein haben auch einen positiven Einfluß auf den Stoffwechsel, sie stimulieren jedoch das Bedürfnis nach Süßem. Trinken Sie deshalb lieber Getreide- oder Früchtekaffee.

Schwarzer Tee oder „russischer" Tee enthält ebenfalls Coffein (50 Milligramm pro Tasse), durch das darin enthaltene Adenin wird die Wirkung allerdings gebremst. Große Mengen können aber zu Schlaflosigkeit und Gehetztheit führen. Zu starker Tee und Tee, der zu lange gezogen hat, enthält außerdem Gerbsäure (Tannin), welche die Aufnahme von Eisen hemmt. Ein ausgezeichneter Ersatz für diesen schwarzen, fermentierten Tee ist Kräutertee, umso mehr, als diese Art von Tee Vitamine und Mineralstoffe enthält und Heilwirkungen hat.
Kakao enthält das schädliche Theobromin, das mit dem Coffein verwandt ist. Eine Alternative zu Kakao ist Karobe, hergestellt aus den Schoten des Johannisbrotbaumes.

Alkohol macht still und heimlich dick. Ein Glas Bier enthält ebenso viele Kalorien wie zwei Scheiben Braunbrot, es hat jedoch nicht denselben Nährwert wie Brot! Alkohol entzieht dem Körper Stoffe wie Kalzium, Magnesium und Zink, was zu einem Vitamin-B- und Vitamin-C-Mangel führen kann. Er greift die Koordinationsfähigkeit und das Gedächtnis an. Außerdem wird die Bildung von Glykogen in der Leber gehemmt, wofür Frauen übrigens empfindlicher sind als Männer, da sie im Magen weniger vom Enzym Alkohol-Dehydrogenase produzieren, ein Enzym, das den Alkohol in der Leber abbaut.

Weißer Zucker ist rasch absorbierbar und gesundheitsschädlich. Man findet ihn in Süßwaren, Erfrischungsgetränken, Eis, Kuchen, Tiefkühlprodukten und Konserven. Ein Zuviel an weißem Zucker kann zu Depressionen, Übergewicht, Zuckerkrankheit (Diabetes) und Hypoglykämie führen. Bei Hypoglykämie entstehen als Folge eines gestörten Blutzuckergehaltes Beschwerden wie Herzklopfen, Zittern, Schwitzen und Sehstörungen.

Brauner Zucker und Honig haben übrigens im großen und ganzen dieselbe Wirkung wie weißer Zucker, weil auch diese Süßstoffe großteils aus Einfach- und Doppelzucker (Mono- und Disacchariden) bestehen.

Die unschädlichen, langsam absorbierbaren Zucker findet man in Getreide, Gemüse und Obst. Ein Bedürfnis nach Süßem kann auch mit vielen Obstsorten, Korinthen, Rosinen (ungeschwefelt) und mit Mehrfachzuckern wie Gerstenmalz, Reismalz und Maismalz befriedigt werden.

Reinigungs- und Fastenkuren

Sobald der Winter vorüber ist und die Frühlingssonne durch die Fenster scheint, entsteht der Drang zum Frühjahrsputz. Ein neuer Farbanstrich und eine Großreinigung sorgen für eine frische, saubere Wohnung. Wenn wir nun den Körper als die Behausung des Geistes interpretieren, wie steht es dann um diese physische Wohnung?

Im Winter, wenn man fettere Nahrung ißt und sich körperlich weniger betätigt, wird eine Menge an „Abfallstoffen" produziert, die eine Verunreinigung der Körperstoffe verursachen. Der Körper versucht, sich mit Hilfe der bekannten Frühjahrsgrippe und langwieriger Erkältungen zu reinigen. Besser ist es aber, diese Art von erschöpfenden Krankheiten zu vermeiden und sich selbst einer präventiven Frühlingskur zu unterziehen, die außerdem den Nebeneffekt hat, daß Sie von Ihrer Vollwertkostdiät wesentlich mehr profitieren können. Man unterscheidet zwischen der Reinigungskur und der Fastenkur.

66

Bei der *Fastenkur* wird nichts gegessen, aber viel getrunken, und es werden, nach einem feststehenden Programm, das auf eine schrittweise Ausscheidung der Abfallstoffe gerichtet ist, Einläufe und Bittersalze eingesetzt. Selbstverständlich braucht ein solches Programm die Begleitung eines erfahrenen Naturheilkundigen. Die Fastenkur hat eine tiefe reinigende Wirkung und zur Folge, daß z. B. Haut- und Darmprobleme verschwinden. Außerdem entsteht durch den Nahrungsverzicht eine andere geistige Haltung; auch wegen dieses Aspektes ist eine fachkundige Begleitung erforderlich. Aufgrund der Tatsache, daß ebenfalls eine hormonregulierende Wirkung auftritt, darf geschlossen werden, daß die Fastenkur einen sehr positiven Einfluß auf Frauen mit Wechseljahrbeschwerden hat.

Eine milde *Reinigungskur* können Sie zu Hause ohne medizinische Begleitung durchführen. Ersetzen Sie eine Woche lang Kaffee und schwarzen Tee durch Getreidekaffee und Kräutertee,

und naschen Sie eine ganze Woche lang nichts. Möchten Sie gründlicher vorgehen, so lassen Sie Fleisch, Fisch und Molkereiprodukte beiseite und ersetzen sie durch zusätzliche Rohkost und Fruchtsäfte. Es ist sehr wichtig, während der Kur viel zu trinken (Kräutertee, Getreidekaffee oder Mineralwasser ohne Kohlensäure), sodaß die Abfallstoffe abgeführt werden können. Der Körper reinigt sich über den Darm (Stuhlgang) und die Nieren (Harn), aber auch über die Lungen (Atmung), Augen (Tränenflüssigkeit), Nase (Schleim), Ohren (Ohrenschmalz), Haut (Schwitzen) und Vagina (Ausscheidung, Menstruation). Als zusätzliches Stimulans der Reinigung des Körpers empfehle ich im allgemeinen Atemübungen, Wasseranwendungen wie z. B. die kalte Waschung, zusätzliche körperliche Betätigung (Spaziergänge, Radfahren) und – wenn möglich – Sauna.
Sowohl bei einer Reinigungs- als auch bei einer Fastenkur sind Motivation und genügend Zeit, sich der Kur in Ruhe zu unterziehen, unentbehrlich.

Ernährungsempfehlungen bei Wechselbeschwerden

WALLUNGEN

Obwohl eine „beruhigende" Ernährung die verschiedenen Faktoren nicht beseitigt, die bei Wechselbeschwerden eine Rolle spielen, wird sie doch Spannungen lindern.
Meiden Sie Alkohol, denn er erweitert

die Blutgefäße. Nehmen Sie auch kein Nikotin und Coffein (Kaffee, Tee, Schokolade) zu sich, da diese Stoffe das Zentralnervensystem negativ beeinflussen und verengend auf die Blutgefäße wirken.
Würzen Sie Ihre Nahrung nicht zu

67

stark, und verwenden Sie nicht zuviel Salz, denn das hat zur Folge, daß Flüssigkeit zurückgehalten wird, was wiederum Ödembildungen und möglicherweise auch Wallungen hervorruft.

Achten Sie auf einen möglichen Kaliumverlust, der bei überflüssigem Schwitzen und daher auch bei Wallungen auftritt. Kalium ist an der Regulation des Herzrhythmus und des Wasserhaushaltes beteiligt. Ein Mangel verursacht Ödembildung und eine Anspannung des Nervensystems. Essen Sie daher regelmäßig kaliumreiche Nahrungsmittel, wie Bananen, Orangen, Aprikosen, Äpfel und Rosinen. Auch grüne Gemüsesorten und Kartoffeln enthalten Kalium, diese sollten daher auch einen wichtigen Platz in Ihrer Ernährung einnehmen.

EMPFINDLICHE VAGINA

Eine Untersuchung bei einer Gruppe von Frauen im Alter von durchschnittlich 59 Jahren hat gezeigt, daß bestimmte Nährstoffe eine positive hormonelle Auswirkung auf die Vaginalschleimhäute haben. Es stellte sich heraus, daß die Wirkung der Ernährung jener des Hormons Östrogen entsprach. Den Mahlzeiten dieser Frauen wurden täglich 45 Gramm Sojamehl, 10 Gramm getrockneter Kleesamen und 25 Gramm Leinsamen beigefügt. Wöchentlich wurden Blutproben entnommen und Vaginalabstriche durchgeführt, die auf die Reifung vaginaler Zellen sowie auf Hormongehalte untersucht wurden. Im Zeitraum, in dem diese Diät eingehalten wurde, stellten die Forscher eine erhebliche Verbesserung der Konstitution der Vaginalschleim-

haut und eine Abnahme der Beschwerden fest.

OSTEOPOROSE

Ein Viertel aller Frauen leidet während der Menopause an Osteoporose (Knochenentkalkung), die erst geraume Zeit nach Beginn des Entkalkungsprozesses spürbar wird. Um der Osteoporose so gut wie möglich entgegenzuwirken, müssen Sie für eine ausreichende Kalziumzufuhr sorgen. Die empfohlene tägliche Dosis für alle Frauen mittleren Alters ist 800 Milligramm pro Tag. Das sind zum Beispiel:

- 2 Becher Buttermilch (300 Milligramm);
- 1 Schälchen Joghurt oder Quark/Topfen zu 150 Milliliter (170 Milligramm);
- 2 Scheiben Gouda-Käse zu je 20 Gramm (340 Milligramm);
- 4 Scheiben Vollkornbrot (20 Milligramm);
- 1 Portion Kartoffeln (10 Milligramm);
- 1 Portion Gemüse (35 Milligramm).

Diese offiziell empfohlene Menge von 800 Milligramm pro Tag gilt für einen Erwachsenen, der raucht, Genußmittel verwendet, Fleisch ißt und wenig oder keine Bewegung macht. Wie Sie wissen, hemmen diese Genüsse die Kalziumaufnahme. Auch Alkohol und ein Zuviel an Faserstoffen haben hierauf negativen Einfluß. Kalziumverlust tritt ebenfalls durch eiweißreiche Ernährung auf (mehr als 95 Gramm Fleisch oder Fisch pro Tag). Bei Untersuchungen hat sich daher auch herausgestellt, daß Frauen, die vegetarisch essen, stär-

68

kere und kompaktere Knochen haben als die anderen.

Der tägliche Kalziumbedarf liegt bei Einnahme von Medikamenten oder bei Streß oft über der Norm. Auch wenn Sie sich einer Abmagerungskur unterziehen, ist dies der Fall. Denken Sie daran, daß ein zu rascher Gewichtsverlust einen Verlust an Knochenmasse mit sich bringen kann.

Osteoporose entsteht auch durch einen Mangel an richtiger körperlicher Betätigung. So tritt bei sechsmonatiger Bettlägerigkeit ein Knochenverlust von 30 Prozent auf. Sport stimuliert die Produktion von Knochengewebe, der Kalziumgehalt in den Knochen steigt, und das Skelett wird kräftiger.

Vitamin D ist für die Aufnahme von Kalzium im Körper von grundlegender Bedeutung. Unter Einfluß der ultravioletten Strahlen der Sonne wird es in der Haut gebildet. Ihr Vorrat wird in richtiger Weise aufrechterhalten, wenn Sie sich täglich eine Stunde in der Sonne aufhalten und im Winter eventuell Vitamin-D-Tabletten einnehmen.

Wenn Sie keine Molkereiprodukte zu sich nehmen, ist es empfehlenswert, ein Kalziumpräparat zuzuführen. Eine Kalzium-Brausetablette ist ausreichend für ein herrliches Erfrischungsgetränk mit 500 Milligramm oder 1.000 Milligramm Kalzium. Zur Steigerung der

Aufnahme verteilen Sie die Dosis auf kleine Mengen, die Sie über den ganzen Tag einnehmen. Verwenden Sie das Kalziumpräparat nicht gemeinsam mit Faserprodukten wie Kleie, da diese die Aufnahme hemmen. Nehmen Sie ein Drittel der Dosis vor dem Schlafengehen, Kalzium hat nämlich eine beruhigende Wirkung, und außerdem wirken Sie so dem Kalziumverlust entgegen, der bei der Inaktivität während des Schlafes auftritt. Wenn Sie nach der Menopause Kalziumtabletten verwenden, sollten Sie sie fünf Jahre lang einnehmen. Fragen Sie aber einen Arzt, bevor Sie damit beginnen. Leiden Sie zum Beispiel an Nierensteinen, ist die erlaubte Dosis bedeutend geringer als der Durchschnitt.

Der Deutlichkeit halber: Das Einnehmen von Kalziumpräparaten verhindert noch nicht den beschleunigten Knochenabbau! Ihre gesamte Lebensweise und Ihre körperliche Konstitution spielen dabei eine große Rolle. Sie können mit weniger als der Hälfte der normalen Dosis auskommen, wenn Sie keine Genußmittel verwenden, vegetarisch essen und sich oft körperlich betätigen. Strenge Vegetarier oder Personen, die aus anderen Gründen keine Molkereiprodukte essen, beziehen Ihren Kalziumbedarf aus Getreide, Tofu, Lachs, Sardinen und Gemüse, namentlich aus Wirsing, Kohlrabi, Grünkohl und Brokkoli.

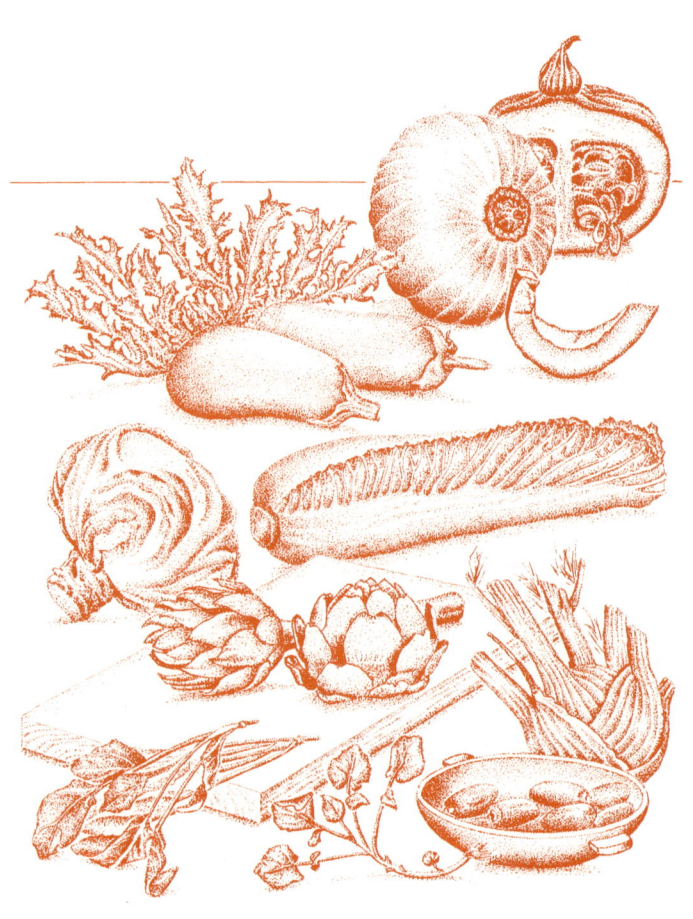

V. Natürliche Pflege für Ihr Äußeres

Körper und Geist sind eins, darum hat ein gut gepflegtes Äußeres positive Auswirkungen auf Ihre Stimmung. Gerade dann, wenn kurzfristig nichts gelingen will, ist es wichtig, sich selbst positive Aufmerksamkeit zu schenken. Das tun Sie, wenn Sie sich für die Körperpflege Zeit nehmen. Betrachten Sie Ihr Äußeres positiv: Ein älteres Gesicht ist bestimmt interessanter als das glatte, unpersönliche Antlitz einer Zwanzigjährigen. Lach- und Denkfalten erzählen von einem gelebten Leben. Es ist schon richtig so, wie Sie aussehen. Zufriedenheit und ein gepflegtes Äußeres sind die Faktoren, die eine persönliche Ausstrahlung und Charme entstehen lassen.

Hautpflege auf natürlicher Basis

Es hat überhaupt keinen Sinn, kostbare Cremes anzuschaffen, die Kollagen, Liposome oder Niosome enthalten. Keine einzige Substanz ist imstande, den Alterungsprozeß aufzuhalten. Was Sie tun können, ist Ihre Haut so gut wie möglich dadurch zu pflegen, daß Sie sie sorgfältig reinigen und eine Creme auftragen, die vor zusätzlicher Austrocknung durch Sonne und Wind sowie vor Verschmutzung durch z. B. Abgase schützt. Darüber hinaus verlangt eine gesunde Haut Vollwertkost, mindestens einen Liter Flüssigkeit in Form von Mineralwasser oder Kräutertee pro Tag, ausreichende Nachtruhe und gezielte körperliche Betätigung.

Zusätzliche Unterstützung können Sie Ihrer Haut durch Hydrotherapie und Massage geben, womit Sie die Blutzirkulation verbessern und die Spannkraft der Haut erhöhen. Außerdem tut das nicht nur Ihrem Äußeren gut, sondern auch Ihrer Gesundheit.

Die *Hydrotherapie* wenden Sie in der Früh beim Duschen an. Sie stimulieren die Durchblutung Ihrer Haut, indem Sie mit einer trockenen Bürste mit Schweineborsten (kein Nylon) oder einem Sisalhandschuh fest über Ihren Körper reiben. Fangen Sie bei den Füßen an und gehen Sie über die Arme und den Rumpf hinauf. Lassen Sie das Gesicht aus.

Danach nehmen Sie eine lauwarme Dusche (heißes Wasser trocknet die Haut aus) und hören mit einem kalten Guß auf. Hierfür entfernen Sie den Brausekopf und richten den Brauseschlauch mit einem kräftigen Strahl auf Ihren Körper. Beginnen Sie beim Fuß des rechten Beines und gehen Sie am Bein entlang hinauf. Danach brausen Sie auch das linke Bein vom Fuß weg hinauf. Dasselbe tun Sie mit dem rechten und linken Arm, von der Hand zur Schulter; danach die Rück- und Vorderseite des Oberkörpers. Anschließend ein kalter Strahl auf den Anus; dies verhindert oder lindert Hämorrhoiden. Nun richten Sie den Strahl auf den Unterbauch, um die Durchblutung der Geschlechtsorgane zu verbessern und enden mit einer kreisförmigen Bewegung um die Brüste herum. Dieses kalte Begießen dauert insgesamt nur einige Minuten. Die tägliche Anwendung bewirkt eine Straffung der Haut der Beine, Oberarme und Brüste.

Dampfbäder, Peeling, Masken und Kompressen wirken ebenfalls stimulierend auf Ihre Haut: Weil sie die Blutzirkulation anregen, sorgen sie für eine gute Abtransportmöglichkeit der Abfallstoffe in Ihrem Körper und stimulieren die Bildung neuer Zellen in der innersten Hautschicht. Wiederum beschränkt sich der Effekt nicht nur auf die Reinigung: Ein wichtiger psychologischer Nebeneffekt ist die Entspannung Ihres Geistes als Folge der Zeit (eine Stunde), die Sie sich für das Auflegen der Maske oder Kompresse gönnen.

Zur Aufweichung der äußersten Hornschicht nehmen Sie zuerst zehn Minuten lang ein *Dampfbad* über einem Topf mit heißem Wasser, dem Sie frisch gepflückte Brennesseln, Löwenzahn oder einen Kamillenbeutel hinzugefügt haben. So werden die Schweißdrüsen zusätzlich zur Absonderung von Schmutz stimuliert, und die Poren erweitern sich durch die Wärme des Dampfes. Denken Sie daran, daß Sie Ihr Gesicht nie mit kaltem Wasser nachspülen. Das fördert die Bildung von Kupferfinnen, den gesprungenen roten Äderchen in der Gesichtshaut.

Nach dem Dampfbad tragen Sie ein *Peeling* auf. Hierfür nehmen Sie eine Mischung aus gemahlenen Aprikosenkernen mit einer Basiscreme, zum Beispiel Vaseline, oder eine Mischung aus Haferflocken mit biologischem Quark/Topfen. Hiermit reiben Sie die Haut mit kreisförmigen Bewegungen ein.
Nach dem Peeling, das Sie nicht öfter als einmal pro Monat anwenden dürfen, folgt eine Maske oder Kompresse. Zum Beispiel eine feuchtigkeitsregulierende Agar-Agar-Maske. Hierfür mischen Sie dreiprozentiges Agar-Agar-Pulver mit abgekochtem Wasser. Lassen Sie die Mischung abkühlen, und tragen Sie den gelartigen Brei mit einem Pinsel auf die Haut auf. Lassen Sie ihn ungefähr 30 Minuten lang einwirken.
Auch eine Honigmaske ist wohltuend für die älterwerdende Haut: Geben Sie zwei Eßlöffel Vollkornmehl in flüssigen, eventuell im Wasserbad erwärmten Honig. Schlagen Sie das Eiweiß von einem Ei zu Schnee und heben Sie diesen vorsichtig unter die Honigmischung. Tragen Sie die Maske wieder

72

mit einem Pinsel auf das Gesicht auf, und lassen Sie sie ein halbe Stunde einwirken. Zur Entfernung spülen Sie die Haut mit lauwarmem Wasser, nicht reiben, sondern vorsichtig mit einem Waschlappen abtupfen.

Sie können Ihre Haut auch mit einer Kräuter*kompresse* verwöhnen. Nehmen Sie einen breiten Wattestreifen, und schneiden Sie Löcher für Augen, Nasenlöcher und Mund aus. Kochen Sie einen Tee aus Kamille, Rosmarin, Brennessel, und tauchen Sie die Watte ein. Drücken Sie sie vorsichtig aus, und legen Sie sie auf Ihr Gesicht. Ist die Kompresse abgekühlt, wiederholen Sie diesen Vorgang. Schließlich spülen Sie Ihre Haut mit lauwarmem Wasser ab.

Eine Ölkompresse für sehr trockene Haut können Sie herstellen, indem Sie im Wasserbad einen Teelöffel Lanolin erwärmen, dem Sie unter ständigem Rühren drei Eßlöffel Mandelöl zufügen. Tragen Sie diese Mischung lauwarm auf die Haut auf, und lassen Sie sie 20 Minuten lang einwirken.

Tragen Sie nach Entfernung einer Maske oder Kompresse immer eine schützende Creme auf pflanzlicher Basis auf die Haut auf. Der älterwerdenden Haut nützt eine Creme, in der Gemeiner Beinwell (Symphytum officinale) verarbeitet ist, da diese Pflanze stark regenerierend wirkt. Tragen Sie die Creme in kreisförmigen Auf- und Seitwärtsbewegungen auf. Üben Sie nicht zuviel Druck aus, um ein Ausdehnen der Haut und somit das Entstehen von Falten zu vermeiden.

Eine *trockene Haut* können Sie auch mit einer Shiatsu-Massage behandeln, da diese eine regulierende Wirkung auf den Wasserhaushalt hat. Hierfür massieren Sie täglich einige Minuten lang kräftig den Shiatsu-Punkt, der sich an der Außenfalte der Ellenbeuge befindet.

Mit dem Älterwerden wird nicht nur die Haut trockener, oft tritt *Zellulitis,* auch Orangenhaut genannt, auf. Hierbei handelt es sich um eine Verklebung von Ober- und Unterhaut. Die Haut sieht dann aus, als ob sie mit Grübchen übersät wäre, wie die Schale einer Orange. Meist tritt dieses Leiden im Fettgewebe von Oberschenkeln, Hüften, Gesäßbacken, Bauch und Oberarmen auf, und zwar nicht nur bei dicken, sondern auch bei schlanken Frauen. Es wird durch die Besonderheit des weiblichen Hormonhaushaltes verursacht; Männer leiden nicht daran.
Massage und Fußreflexzonenmassage können bei der Bekämpfung dieses Hautleidens helfen. Setzen Sie sich auf

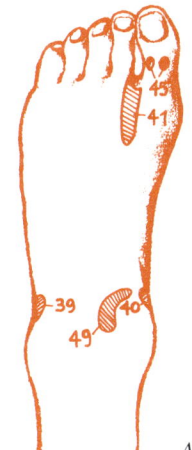

Abbildung 23

73

einen Stuhl und legen Sie ein Bein über das andere. Die Stellen, an denen sich die Hautverklebung befindet, massieren Sie kräftig, so als ob Sie Brot kneten würden, zwischen beiden Händen. Massieren Sie vom Knie weg nach oben und verwenden Sie kein oder nur ganz wenig Öl, da Öl Ihren Griff auf der Haut verringert, wodurch die Massage weniger tief geht.

Die relevanten Fußreflexzonen bei Zellulitis befinden sich an den Lymph- (siehe Abbildung 23, Punkt 40) und Eierstockpunkten (siehe Abbildung 24, Punkt 36). Diese Punkte können Sie täglich zehn Minuten lang massieren.

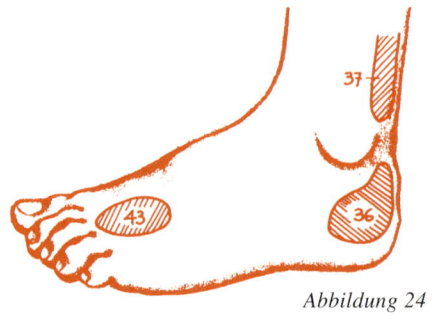

Abbildung 24

Sind die Punkte nach einer Woche mit täglicher Massage noch immer schmerzhaft, beschränken Sie sich auf die direkte Massage des Unterbauches in Höhe der Eierstöcke.

Ptosis, das Herabhängen des oberen Augenlides infolge einer lokalen Erschlaffung der Haut, können Sie dadurch bekämpfen, daß Sie einen sanften, lauwarmen Duschstrahl auf Ihre Augenlider richten, vorzugsweise täglich einige Sekunden lang. Diese Massage fördert die Durchblutung, sodaß die Funktion dieser kleinen Hautmuskeln stimuliert wird.

Zahnfleischbluten können Sie übrigens auch mit einer Duschmassage behandeln. Spritzen Sie 15 Sekunden lang mit einem lauwarmen Duschstrahl gerade vor Ihrem Mund gegen das Zahnfleisch. Das Zahnfleisch behält damit länger seine Elastizität und Form. Auch wenn Sie ein künstliches Gebiß haben, ist diese Behandlung gut für Ihr Zahnfleisch.

Haarpflege

Sie sollten ausschließlich milde Shampoos verwenden, um die Vitalität Ihres Haares so wenig wie möglich anzugreifen. Tragen Sie bei der Haarwäsche nur einmal Shampoo auf. Ziehen Sie beim Auskämmen der nassen Haare nicht am Haar, und verwenden Sie einen groben Kamm. Beginnen Sie beim Auskäm-

men von langem Haar an der Unterseite der Frisur, und arbeiten Sie sich langsam nach oben durch.

Pflegen Sie trockenes Haar dadurch, daß Sie es einmal pro Monat mit Öl behandeln. Nehmen Sie dazu Pflanzenöl, zum Beispiel Mandel- oder Olivenöl oder eines der vielen speziellen

74

Haaröle, die in indischen Geschäften erhältlich sind. Geben Sie, bevor Sie schlafen gehen, ein paar Tropfen Öl auf Ihre Handfläche, reiben Sie jede Haarsträhne damit ein, und massieren Sie danach die Kopfhaut mit langsamen, drehenden Bewegungen. Legen Sie, wenn das Haar mit Öl gesättigt ist, ein altes Handtuch auf Ihr Kopfkissen und darunter ein Stück Plastik, um zu vermeiden, daß das Kissen schmutzig wird. Lassen Sie das Öl die ganze Nacht einwirken und spülen Sie Ihr Haar am nächsten Morgen aus.

Massieren Sie die Kopfhaut bei trockenem Haar außerdem alle zehn Tage mit Klettenwurzelöl, und lassen Sie es mindestens vier Stunden lang einwirken. Nehmen Sie dazu 20 Gramm Klettenwurzelpulver, einen Deziliter Olivenöl und zehn Gramm Mandelöl. Vermischen Sie alles gut, und lassen Sie es vierzehn Tage lang in einem Glasbehälter stehen. Filtern Sie das Öl vor dem Gebrauch durch ein feines Baumwolltuch.

Diese Ölmassagen sind nahrhaft für das Haar und außerdem angenehm entspannend.

Haarausfall findet unser ganzes Leben lang statt; pro Tag werden 20 bis 60 Haare durch neue ersetzt. Ein Haar wächst zirka 1,25 Zentimeter pro Monat. Das Tempo des Wachstums verzögert sich mit zunehmendem Alter. Auch verlieren wir mehr Haare als wieder nachwachsen, sodaß die Haarpracht dünner wird.

Beginnt das Haar büschelweise auszufallen, bedeutet dies, daß es auf Dauer gesehen zu Kahlheit kommen wird. Die Ursachen hierfür liegen u. a. in Trau-

mata, Verbrennungen, Röntgenbehandlungen und Infektionskrankheiten.

Bei Haarausfall als Folge von Spannungen können Sie zur Beruhigung selbst die Shiatsu-„Angst-Punkte" massieren. Zwei wichtige Punkte befinden sich an beiden Seiten der Beugelinie des Handgelenks, wenn die Hand nach vorne abgebogen wird (siehe Abbildung 25). Ein weiterer Shiatsu-Punkt liegt auf dem zweiten Zwi-

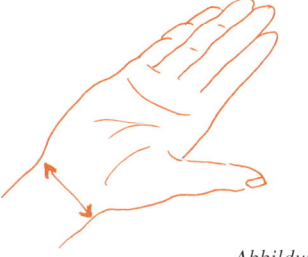

Abbildung 25

schenraum zwischen den Rippen an der rechten Seite des Brustkorbes (siehe Abbildung 26). Massieren Sie diese beiden Punkte dreimal täglich einige Minuten lang.

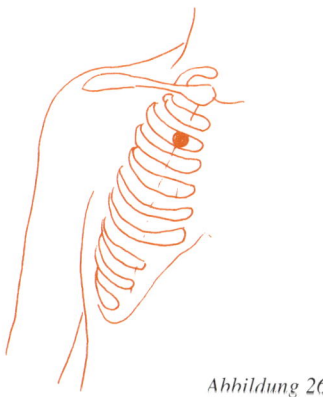

Abbildung 26

75

Graues Haar entsteht, wenn das Haar sein Pigment verliert, also seine Farbe. Erbfaktoren spielen hierbei eine Rolle, wobei äußere Einflüsse den Prozeß beschleunigen. Das „Grauwerden" kann man durch die tägliche Massage einiger Shiatsu-Punkte verzögern: Der erste Punkt befindet sich genau auf der Falte in der Kniehöhle (siehe Abbildung 27).

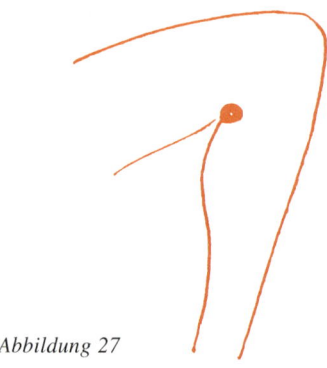

Abbildung 27

Ein zweiter Shiatsu-Punkt liegt eine Handbreite unterhalb des obersten

Punktes des Wadenbeins (siehe Abbildung 28). Das Wadenbein ist der lange dünne Knochen, der sich an der Außenseite des Beines befindet und der beim Knie in einer Verdickung endet.

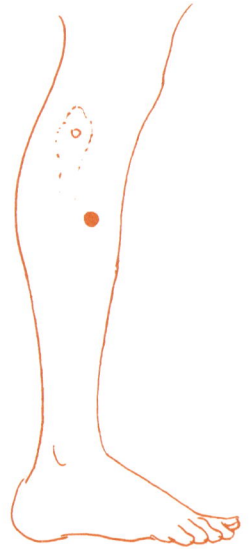

Abbildung 28

Körperhaltung

Falsche Körperhaltung ist die häufigste Ursache von Rücken-, Schulter- und Nackenschmerzen. Durch die Gewohnheit, mit herunterhängenden Schultern zu gehen, werden Kopf und Nacken nach vorne gekippt, und es entsteht eine chronische Verspannung im unteren Rückenbereich. Auch schlaffe Bauchmuskeln verursachen einen krummen, durchhängenden Rücken.

Durch falsche Körperhaltung entsteht ein falscher Druck auf die Wirbel und Zwischenwirbelscheiben, und der Körper gerät aus dem Gleichgewicht. Die Muskeln, die diese Haltung korrigieren müssen, werden auf Dauer überbelastet und beginnen zu schmerzen.

Ein gut ausbalancierter Körper sorgt für Gleichgewicht. Die Spannungen

76

vom Stehen und Sitzen werden gleichmäßig über Rücken und Rückgrat verteilt. Die Muskelkraft wird effizienter verwendet, und man wird weniger rasch müde. Ein ausbalancierter Körper zeigt die natürliche, leicht gebogene Rückenlinie.

Hat der Körper lange Zeit unter einer falschen Haltung gelitten, können Muskelverspannungen mit Hilfe einer korrigierenden Massage zum Verschwinden gebracht werden. Dann kann ein Physiotherapeut die Wirbelsäule möglicherweise korrigieren. Danach beginnt jedoch das Wichtigste, und das müssen Sie selbst tun: Damit Sie nicht wieder in eine schlechte Körperhaltung verfallen, müssen die Muskeln durch Übungen gekräftigt werden. Es ist empfehlenswert, immer wenn Sie daran denken, folgende Übung durchzu-

führen: Stehen Sie auf und machen Sie sich aus der Taille heraus lang. Strecken Sie Ihr Rückgrat dadurch, daß Sie die Arme über Ihrem Kopf nach oben strecken. Dann lassen Sie die Arme langsam an Ihrem Oberkörper entlang hinunterfallen. Halten Sie Ihren Kopf gerade. Stellen Sie sich vor, daß sich an Ihrem Hinterkopf eine Schnur befindet, die zum Plafond hinaufführt. Diese Schnur ist so gespannt, daß Ihr Kopf genau gerade steht. Ziehen Sie die Schultern leicht nach hinten, achten Sie aber darauf, daß Ihr Becken nicht nach hinten kippt. Sie sollen es nur ein klein wenig nach vorne kippen, sodaß Sie im unteren Rückenbereich keine Spannung fühlen. Üben Sie diese Haltung, sooft Sie daran denken, und versuchen Sie auch, in dieser Haltung zu gehen.

Körperliche Betätigung

Gezielte Bewegung unter Leitung einer diplomierten und erfahrenen Fachkraft ist wichtig, um zu vermeiden, daß Ihre Muskeln schrumpfen oder atrophieren. Muskeln, die zuwenig oder gar nicht eingesetzt werden, verlieren rasch ihre Funktionsfähigkeit. Die Folge davon sind eine falsche Körperhaltung und die unterschiedlichsten Beschwerden. Aerobics, Callanetics oder Konditionsgymnastik verhindern diese Beschwerden. Regelmäßige und gezielte körperliche Betätigung sorgt dafür, daß Sie in Form bleiben. Außerdem hat sie, wie

aus einer Untersuchung hervorgegangen ist, auch eine regulierende Wirkung auf das Hormonsystem, sodaß Wechseljahrbeschwerden gelindert werden. Außer einem physischen (der Erhalt Ihrer Taille und jugendlichen Figur) erzielen Sie gleichzeitig ein psychisches Ergebnis, denn körperliche *Anspannung* hat geistige *Entspannung* zur Folge.

Zur Aufrechterhaltung Ihrer Kondition ist eine Stunde Bewegung pro Woche ausreichend. Wollen Sie Ihre Kapazitäten jedoch erhöhen, müssen Sie mindestens zweimal pro Woche Gymnastik betreiben. Achten Sie – außer auf die Sachkenntnisse des Trainers – besonders auf den Boden, auf dem die Übungen durchgeführt werden. Ein etwas „mitfedernder" Boden, zum Beispiel aus Holz oder Kork, ist absolut erforderlich. Steinböden sind eine zu große Belastung für die Kniegelenke. Besonders wenn gesprungen wird, kann dies zu Problemen führen.

Sie können diese Bauchmuskelübung auch schwieriger machen, und zwar indem Sie mit den Beinen „radfahren", die Hände im Nacken verschränken und abwechselnd mit dem linken Ellbogen das rechte Knie und mit dem rechten Ellbogen das linke Knie berühren. Beginnen Sie mit zehnmaliger Wiederholung und erhöhen Sie allmählich auf 50mal. Achten Sie auf Ihre Atmung.

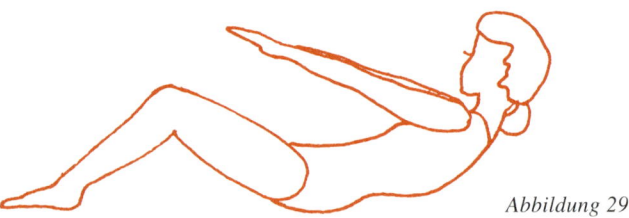

Abbildung 29

Zu Hause können Sie dann noch einige einfachere Übungen durchführen, um die Bauchmuskeln zu straffen, was Ihrem Äußeren zugute kommt und Leiden der Bauchorgane, wie Gebärmuttersenkung und Funktionsmängel des Darms, verhindert.
Bei den Bauchmuskelübungen gehen Sie folgendermaßen vor: Legen Sie sich mit dem Rücken auf den Boden, ziehen Sie die Beine etwas an (siehe Abbildung 29). Jetzt strecken Sie die Arme nach vorne, heben die Schultern vom Boden ab und ziehen sich an einer imaginären Schnur nach oben.
Suchen Sie den schwierigsten Punkt. Den haben Sie erreicht, wenn die Bauchmuskeln zu zittern beginnen. Bleiben Sie in dieser Höhe „hängen". Anfänglich machen Sie diese Übung eine Minute lang, später erhöhen Sie allmählich auf fünf Minuten. Achten Sie darauf, daß Sie normal atmen.

Eine weitere Variante: Sie heben die Beine gestreckt in die Höhe (siehe Abbildung 30) und strecken die Arme in Richtung Zehen.

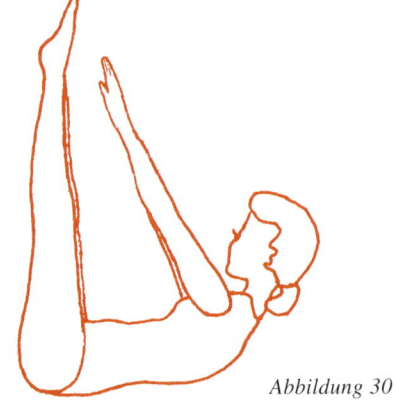

Abbildung 30

Achten Sie darauf, daß Sie kein Hohlkreuz machen. Dann heben Sie die Beine etwas höher an. Atmen Sie ruhig.

78

Die Dauer der Übung kann zwischen einer und drei Minuten variieren.

Kommerzielle Schönheitsbehandlungen und Figurkorrekturen: Obwohl hinlänglich bekannt ist, daß eine schlanke Figur und gesundes Aussehen ausschließlich durch richtige Ernährung und körperliche Betätigung zu erlangen und zu bewahren sind, florieren Schönheitszentren wie nie zuvor: Vielleicht ist man für ihre Werbung gerade in jenen Augenblicken empfänglich, in denen man mit sich selbst nicht zufrieden ist. Um Enttäuschungen und unnötige Ausgaben zur vermeiden, gebe ich Ihnen noch einige Zusatzinformationen über verschiedene Behandlungen in solchen Zentren.

So können Sie z. B. auf den Begriff *Slendertone* stoßen, das steht für eine elektrische Muskelstimulation. Bei dieser Behandlung werden spezielle Drähte, durch die elektrischer Strom fließt, an den Hautmuskelansätzen befestigt. Als Folge dieser geringen Stromstöße ziehen sich die Muskeln zusammen. Bei einem passiven Zusammenziehen eines Muskels wird keine Energie verbraucht. Sie verlieren daher kein Gewicht, und es ist außerdem die Frage, ob der Muskel dadurch wirklich gestärkt wird.

Schwitzen in Spezialkabinen oder durch das Tragen von speziellen Bändern um den Körper herum bewirkt, daß Sie viel Flüssigkeit und somit Körpergewicht verlieren; der Effekt erinnert an jenen der Sauna. Der Gewichtsverlust ist jedoch vorübergehend: Der Körper reagiert auf den Flüssigkeits-

verlust mit dem Zurückhalten der gesamten Flüssigkeit, die in den Stunden danach zugeführt wird.

Packungen, das Einwickeln des Körpers in Tücher, die mit speziellen Lotionen oder (meist) pflanzlichen Extrakten behandelt wurden, haben denselben Effekt wie das obengenannte Schwitzen. Die Behandlung ist möglicherweise recht angenehm, ein bleibendes Resultat sollten Sie jedoch nicht erwarten.

Bei der *Vakuumbehandlung* wird ein mit einer Pumpe verbundener Saugnapf auf der Haut angebracht. Dem Saugnapf wird anschließend die gesamte Luft entzogen, wodurch angeblich subkutanes Fett aus der Haut abgesaugt wird und eine Lymphdrainage stattfinden soll. Sie werden durch dieses Absaugen jedoch kein einziges Gramm Fett los, das findet nur durch Verbrennung bei Muskelarbeit statt. Auch die Lymphdrainage wird dadurch nicht verbessert. Gezielte Shiatsu- oder Reflexzonenmassage kann hingegen zu guten Ergebnissen führen.

Ozontherapie bedeutet, daß die Haut dem Ozon ausgesetzt wird, üblicherweise in Form von Dampf. Die heilenden Eigenschaften des Ozons wurden nie eindeutig nachgewiesen. Wenn Sie eine empfindliche Haut haben, ist die Behandlung sogar schädlich.

Bei der regenerativen Zelltherapie werden Zellen aus Organen gesunder Tiere injiziert. Trotz erschöpfender medizinischer Untersuchungen wurde der „Verjüngungseffekt" dieser kostspieligen Behandlung nic nachgewiesen.

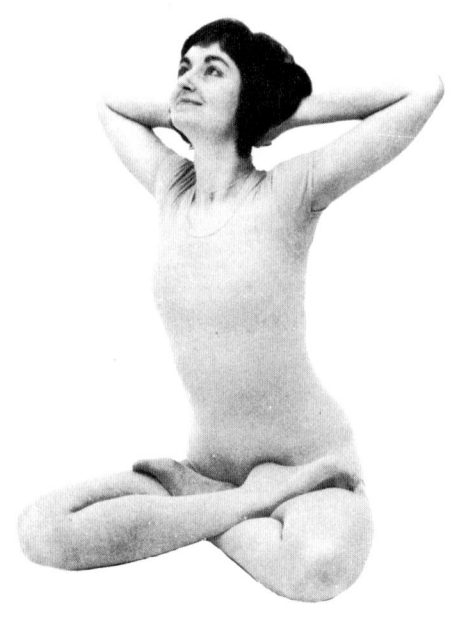

VI. Eine positive Lebenshaltung durch Yoga

Gerade die Wechseljahre mit ihren vielen Veränderungen können psychische und physische Unausgeglichenheiten mit sich bringen. In dieser Phase sind entspannende Yoga- und Atemtechniken ein ausgezeichnetes Hilfsmittel, um eine ausgeglichene und vitale Grundlage für Ihre allgemeine Verfassung zu schaffen.

So entspannt Yoga den Geist durch körperliche Anstrengung, das heißt Yoga will den Menschen mittels körperlicher Übungen die Einheit von Körper, Geist und Seele erfahren lassen, um ihn auf diese Weise zu einem höheren Bewußtsein gelangen zu lassen. Das Wort Yoga, aus dem Wort „yuj" (Sanskrit), bedeutet ja „verbinden".

Yoga ist aber auch eine ausgezeichnete Methode, um den Körper – ohne die Risiken, die man bei der Ausübung einer Sportart eingeht – elastisch zu halten und Haltungsprobleme, wie Nacken- und Rückenbeschwerden, zu vermeiden.

Es gibt verschiedene Formen von Yoga, hauptsächlich werden aber Kurse in Hatha-Yoga abgehalten, weil diese Art aufgrund ihrer konkreten Form am leichtesten durchzuführen ist.

Auch Kurse in Atemtechniken leisten während der Wechseljahre einen wesentlichen Beitrag zur Gesundheit.

Falsche Atmung führt zu Anspannungen und eventuell sogar zu Hyperventilation und stellt unwiderruflich eine Beeinträchtigung Ihrer Energie dar.

Wir kennen drei Arten der Atmung: die oberflächliche und rasche Brustatmung, die Flankenatmung, bei der sich die Seiten des Oberkörpers ebenfalls bewegen, und die Bauchatmung, bei der auch der Bauch beteiligt ist.

Letztere hat eine massierende Wirkung auf den Darm und daher einen präventiven und heilenden Einfluß auf Verdauungsbeschwerden, außerdem wirkt sie entspannend.

Eine chronische oberflächliche Brustatmung macht anfällig für Krankheiten wie Erkältungen, Bronchitis und Husten. Diese Krankheiten und das Rauchen führen wiederum zum Absterben von Lungenbläschen, wodurch die Atmungskapazität verringert und der Stoffwechsel verschlechtert wird und Abfallstoffe ungenügend abgeführt werden. Es braucht daher nicht weiter betont zu werden, daß eine gesunde Lebensweise mit ausreichender körperlicher Betätigung und täglich einigen Atemübungen, bei denen vor allem die Bauchatmung geübt wird, den Widerstand gegen Krankheiten und physische Anspannungen erhöht.

81

VITALISIERUNG (GESCHLECHTSORGANE, HALS, NERVEN)

Eine der wichtigsten Yogaübungen ist die „Kerze" (siehe Abbildung 31). Sie verringert den Druck auf die Blutgefäße, was sich günstig auf Krampfadern und Hämorrhoiden auswirkt. Außerdem werden die Thymusdrüse und die Schilddrüse stimuliert, woraus eine Regulierung des Hormongleichgewichtes resultiert.

Bei dieser Übung legen Sie sich auf den Rücken, die Hände lose neben dem Körper. Richten Sie Ihre Aufmerksamkeit auf das Becken. Biegen Sie – ausatmend – die Beine, und bringen Sie die Knie zur Nase. Strecken Sie jetzt – einatmend und das Becken mit den Händen stützend – die Beine so gerade wie möglich in die Höhe. Atmen Sie regelmäßig und rhythmisch. Halten Sie die Füße nicht gespannt, sondern lose. Versuchen Sie, das Körpergewicht auf den Armen ruhen zu lassen, und halten Sie die Beine so gerade wie möglich in der Höhe. Dies erfordert Übung und wird nach einigen Malen immer besser gelingen. Bleiben Sie fünf Minuten lang in dieser Haltung. Lassen Sie dann Ihre Knie zur Nase herunter, stützen Sie Ihren Rücken gut ab, und rollen Sie langsam das Becken wieder zum Boden. Halten Sie die Beine beim Zurückrollen gebeugt, und strecken Sie sie danach langsam aus. Achten Sie darauf, daß Sie ruhig in die Ausgangsposition zurückkehren. Nehmen Sie sich anschließend Zeit zum Ausruhen.

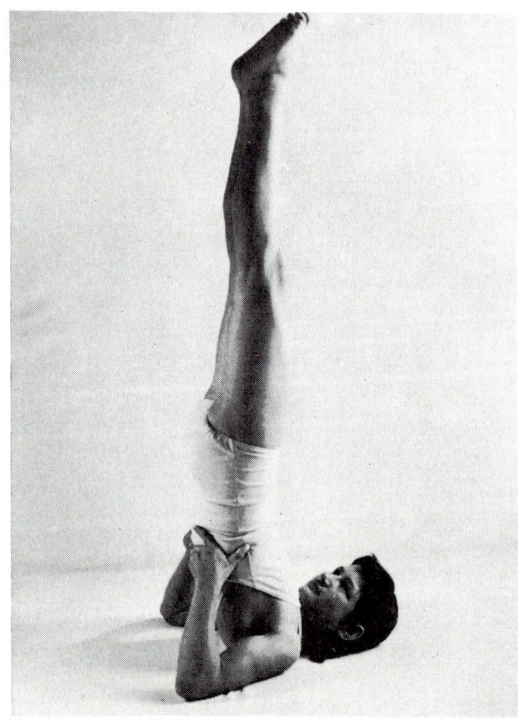

Abbildung 31

82

Diese Kerzen-Übung darf nicht von Personen ausgeführt werden, die an Zwerchfellbruch, hohem Blutdruck, Herzrhythmusstörungen, chronischer Gelenksentzündung im Nacken oder einer abnormalen Krümmung der Halswirbel leiden. Sie können zur Vitalisierung der Geschlechtsorgane und Beruhigung der Nerven die Viparita-Karani-Haltung verwenden (siehe Abbildung 32). Bei dieser Übung werden die Beine schräg über den Kopf gestreckt, sodaß das Gewicht nicht nur auf Nacken und Armen, sondern auch auf den Schultern ruht. Der Nacken wird hierbei nicht gestreckt und bildet auch keinen spitzen Winkel mit dem siebenten Halswirbel.

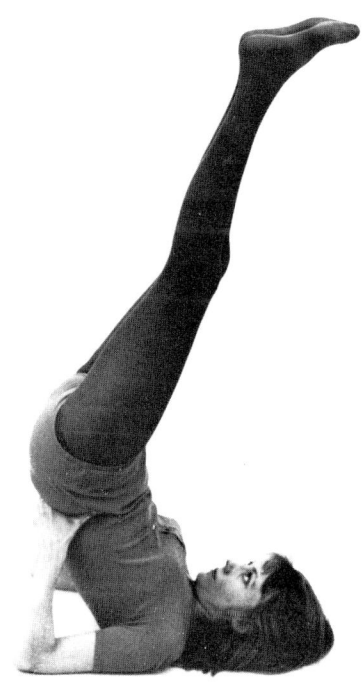

Abbildung 32

83

HARMONISIERUNG DER HARN- UND GESCHLECHTS- ORGANE

Für diese Übung, die aufgrund der schnellen Bewegungen der gebeugten Beine an flatternde Schmetterlingsflügel erinnert und daher „Schmetterling" heißt, setzen Sie sich auf den Boden, die Beine gerade nach vorne ausgestreckt. Sie beugen die Knie und ziehen die Füße, die Fußsohlen gegeneinander gedrückt, so zum Körper, daß die Fersen die Schamgegend berühren. Die Knie bleiben zehn bis zwanzig Zentimeter über dem Boden. Legen Sie beide Hände um die Füße herum, und verlagern Sie das Gewicht so weit wie möglich auf das Steißbein, sodaß Ihre Füße den Boden nur berühren, um das Gleichgewicht zu halten. Jetzt heben Sie beide Knie ein wenig hoch und lassen Sie dann hinunterfallen, ziehen Sie die Knie wieder hinauf und lassen Sie sie wieder zurückfedern. Wiederholen Sie diese Übung fünf Minuten lang mit fließenden Bewegungen. Halten Sie die Füße weiterhin fest, und versuchen Sie, Ihren Rücken gerade zu halten. Gelingt es Ihnen nicht, den Rücken gerade zu halten, legen Sie die Hände vorläufig neben sich auf den Boden. Fühlen Sie, wie sich Ihr Becken entspannt?

HORMONREGULIERUNG (GEGEN MÜDIGKEIT, STEIFE RÜCKEN- UND SCHULTERMUSKELN)

Legen Sie sich der Länge nach auf den Bauch, die Beine nebeneinander und die Arme entlang des Körpers. Stellen Sie die Handflächen neben der Brust auf, die Finger nach vorne. Spreizen Sie die Füße ungefähr dreißig Zentimeter. Biegen Sie die Zehen nach vorne um, und drücken Sie die Hände fest auf den Boden. Atmen Sie in dieser Haltung einige Male ruhig durch. Heben Sie nun langsam das Gesäß in die

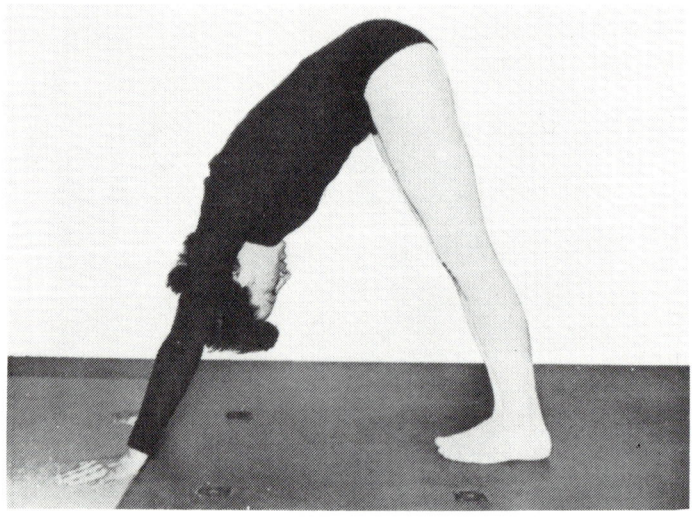

Abbildung 33

84

Höhe, und halten Sie die Beine dabei gerade. Schieben Sie gleichzeitig den Kopf in Richtung Zehen, bis die Arme gestreckt sind. Die Hände bleiben dabei an derselben Stelle. Rücken und Beine bilden mit dem Boden ein Dreieck (siehe Abbildung 33). Bleiben Sie zwei Minuten in dieser Position. Versuchen Sie, die Füße flach auf dem Boden zu halten; halten Sie die Arme gestreckt; Beine und Rücken gerade. Danach kehren Sie in die Bauchlage zurück und ruhen sich kurz aus. Wiederholen Sie diese Übung, wenn möglich.

BERUHIGENDE UND ENTSPANNENDE ATEMÜBUNG

Setzen Sie sich auf den Boden oder auf einen Stuhl. Achten Sie darauf, daß Ihr Rücken gerade ist. Legen Sie die Spitzen von Mittel- und Zeigefinger der rechten Hand an Ihre Stirn, und regeln Sie mit dem Daumen die Atmung durch das rechte Nasenloch und mit dem kleinen Finger und dem Ringfinger die Atmung durch das linke Nasenloch.

Verschließen Sie das linke Nasenloch, und atmen Sie ruhig und gleichmäßig durch das rechte Nasenloch aus. Konzentrieren Sie sich auf die Atmung, und folgen Sie dem Weg des Atems aus dem Körper.

Wenn die Lungen leer sind, atmen Sie sofort wieder durch das rechte Nasenloch ein, in demselben Tempo wie beim Ausatmen. Behalten Sie dieses Tempo bei, und atmen Sie rhythmisch und gleichmäßig.

Atmen Sie danach durch das linke Nasenloch aus und wieder ein. Dann atmen Sie wieder durch das rechte Nasenloch und wiederholen die Übung fünf Minuten lang.

ATEMÜBUNG BEI DEPRESSIVEN STIMMUNGEN

Stellen Sie sich mit leicht gespreizten Beinen gerade hin. Atmen Sie langsam durch die Nasenlöcher ein, und heben Sie dabei die Arme gestreckt in die Höhe, bis sie entlang Ihres Kopfes gestreckt sind.

In dem Augenblick, in dem sich Ihre Arme über dem Kopf befinden, müssen Ihre Lungen zur Gänze mit Luft gefüllt sein.

Sie halten Ihren Atem in dieser Position einige Sekunden lang an und konzentrieren sich auf folgende Handlung: Sie beugen sich plötzlich nach vorne, als ob Oberkörper und Hände hinunterfallen würden. Atmen Sie dabei sehr kraftvoll durch den Mund aus, und stoßen Sie gleichzeitig einen tiefen Seufzer aus: „… Aahhh …"

Bleiben Sie kurzfristig mit den Armen, dem Oberkörper und den leergeatmeten Lungen vornübergebeugt stehen. Dann richten Sie den Körper wieder auf und wiederholen die Übung.

Machen Sie diese Übung 10mal. Wichtig ist, daß Sie den Atem möglichst kräftig ausstoßen und sich völlig auf die Übung konzentrieren.

ATEMÜBUNG BEI WALLUNGEN

Sobald Sie Wallungen in sich aufkommen fühlen, entspannen Sie Ihren Kiefer. Achten Sie darauf, daß Sie die Lip-

85

pen lose aufeinander halten, und entspannen Sie die Schultern. Wenn die Wallungen aufsteigen, atmen Sie durch den Mund aus. Danach atmen Sie, ebenfalls durch den Mund, ein. Verwenden Sie nicht die oberflächliche Brustatmung, sondern versuchen Sie, über die Flankenatmung tiefer zu atmen. Atmen Sie noch einige Male durch den Mund aus und ein, bis Sie sich ruhiger fühlen.

VII. Ein positives Selbstbild durch Meditation

Geist und Körper bilden eine Einheit. Übungen für den Geist können daher das körperliche Wohlbefinden fördern und die gesamten Lebensverhältnisse beeinflussen. Wie Gautama Buddha sagte: „Der Mensch ist, was er denkt, weil er geworden ist, was er gedacht hat." Auch er sagte damit, daß man durch die bewußte Ausrichtung der eigenen Gedanken die Lebensverhältnisse beeinflussen kann. Diese Beeinflussung ist jedoch nur möglich, wenn man Einblick in sich selbst und Kontrolle über die eigenen Gedanken (den Geist) hat. Diesen Zustand kann man mit Hilfe von Meditation erreichen, die aus Konzentration und Kontemplation besteht. Zuerst lernen Sie mit Hilfe von Konzentrationsübungen, die Aufmerksamkeit auf einen Punkt zu lenken. Dieses Lernen hat an sich bereits eine beruhigende Wirkung, da es das Gewirr anstrengender Gedanken beruhigt. Wenn Sie diese Übungen einige Wochen lang gemacht haben, werden Sie feststellen, daß Sie automatisch zur Meditation übergehen. Sie betrachten sich gleichsam aus einer gewissen Distanz, ohne sich mit Ihren eigenen Emotionen, Gedanken und Handlungen zu identifizieren. Durch diese distanzierte Beobachtung verlieren Gedanken und Gefühle ihre Macht über Ihr tägliches Leben. Allmählich werden Sie erfahren, daß sowohl der Körper als auch der Geist beherrschbare In-

strumente werden. Nach einem gewissen Zeitraum mit regelmäßigen Übungen verschafft Ihnen die Meditation eine wesentliche Selbsterkenntnis. Sie werden damit wirklich frei für das Erlangen eines Gefühls von Ausgeglichenheit und Ruhe, von innerlichem Frieden, wodurch sowohl Ihr Körper als auch Ihr Geist in positiver Weise gelenkt werden können. Aus einer erneuerten Vision heraus werden Sie zu neuen Ideen angeregt.

Es gibt verschiedene Meditationstechniken, je nach Ausgangspunkt der Meditation. Sie können Meditation zum Beispiel dadurch praktizieren, daß Sie Atmung, Geräusch (Mantras), Symbole (Visualisierung) oder Bewegung als Ausgangspunkt nehmen.
Wichtig ist, die Meditationsübung ins tägliche Leben so einzubauen, daß Sie sie jeden Tag am selben Ort und zur selben Zeit durchführen.
Nehmen Sie sich für die Meditationsübung täglich 20 Minuten Zeit. Sorgen Sie dafür, daß Sie nicht gestört werden können. Informieren Sie daher Ihre Mitbewohner, stellen Sie die Türglocke ab, und schalten Sie das Telefon aus. Legen Sie sich, wenn Sie im Sitzen meditieren, eine Decke um die Schultern, damit Sie nicht auskühlen. Nehmen Sie keine liegende Haltung ein, denn Sie könnten dabei einschlafen. Schlafen ist zwar auch entspannend, aber bestimmt

87

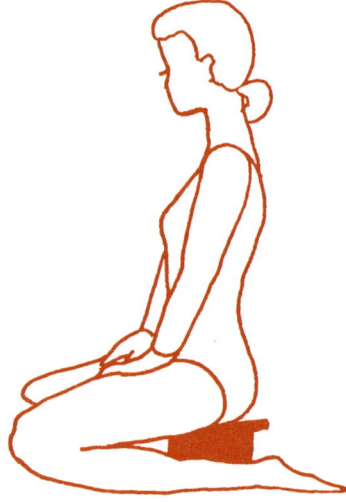

Abbildung 34

nicht in derselben Art und Weise wie Meditieren. Üben Sie nicht, wenn Sie müde sind, machen Sie in einem solchen Fall eine Entspannungsübung. Anfänglich werden Ihre Gedanken regelmäßig abschweifen – geben Sie nicht auf, konzentrieren Sie sich jedes Mal aufs neue auf das Gewählte.

Von den *Meditationshaltungen* ist der Lotussitz (siehe Seite 94) eine der bekanntesten, allerdings auch eine der schwierigsten: Die Unterbeine werden übereinandergelegt, und dieser feste Sitz sorgt dafür, daß der Rücken mühelos geradegehalten wird.

Für eine einfachere Meditationshaltung setzen Sie sich mit gebeugten Knien auf die Fersen. Für diese Haltung sind im Handel auch spezielle Meditationsschemel erhältlich. Ihr Gewicht ruht dabei nicht auf Ihren Füßen, sondern auf dem Schemel (siehe Abbildung 34).

Ist das Sitzen auf dem Boden beschwerlich, können Sie auch auf einem Stuhl mit geradem Rücken sitzend meditieren. Stellen Sie dafür die Beine im rechten Winkel nebeneinander auf den Boden. Lassen Sie die Beine nicht baumeln, denn das ist ermüdend. Legen Sie ein Kissen unter Ihre Füße, wenn der Stuhl zu hoch ist. Während des Meditierens legen Sie die Hände mit den Handflächen nach oben auf Ihre Knie, die Spitzen von Daumen und Zeigefinger gegeneinander. Oder Sie legen die Hände in den Schoß, die Daumen gegeneinander und die Handflächen nach oben.

Die nun folgende Meditationsübung bringt Sie mit Ihrer inneren Weisheit in Kontakt. Sie kann Ihnen helfen, wenn Sie vor einer wichtigen Entscheidung stehen, denken, daß niemand Sie versteht, Sie sich einsam fühlen, eine Veränderung brauchen oder in einer Krise stecken. Sprechen Sie den untenstehenden Text „Die Begegnung mit dem Weisen" auf eine Tonbandkassette mit einer kurzen Pause nach jedem Absatz. Während der Übung spielen Sie die Kassette, und beim Zuhören schließen Sie die Augen, um die Konzentration zu erhöhen.

DIE BEGEGNUNG MIT DEM WEISEN

Stellen Sie sich vor, es ist ein Morgen im Sommer. Sie befinden sich in einem frischen, grünen Tal und werden sich Ihrer Umgebung allmählich bewußt; die Luft ist frisch und der Himmel strahlend blau. Überall um Sie herum gibt es duftende Blumen und fröhlich singende Vögel.

Der Morgenwind streicht leise über Ihre Wangen. Fühlen Sie den Kontakt Ihrer Füße mit dem Boden. Schauen Sie, welche Kleider Sie tragen. Nehmen Sie sich Zeit, um sich all Ihrer Wahrnehmungen deutlich bewußt zu werden.

Sie sind in einer erwartungsvollen Stimmung und stellen sich offen vor, was passieren wird. Während Sie umherschauen, sehen Sie am Horizont einen Berg. Am Rand eines Waldes türmt er sich auf, die Spitze scheint sehr weit entfernt zu sein und ragt scharf in den Himmel.

Sie beschließen, den Berg zu besteigen; Sie gehen hin und kommen zuerst in einen Wald. Dort ist es kühl und dunkel; Sie spazieren federnd über das Laub und riechen den anregenden Duft der Tannenbäume.

Nach einiger Zeit lassen Sie den Wald hinter sich und kommen zu einem steilen Pfad. Sie gehen hinauf und spüren die Muskelanspannung des Anstiegs in Ihren Beinen. Ihr ganzer Körper beginnt zu prickeln, und Energie durchströmt Sie.

Dann hört der Pfad auf, und Sie sehen schütter bewachsene Felswände. Sie steigen weiter, aber je höher Sie steigen, desto mühsamer wird das Klettern. Jetzt müssen Sie sogar Ihre Hände gebrauchen, um weiterzukommen.

Fühlen Sie die Höhe, die Luft ist frischer, dünner, die Umgebung ist sehr still. Steigen Sie so weit hinauf, bis Sie in einer Wolke landen. Alles ist weiß um Sie herum, und Sie sehen nur den Nebel, der Sie umgibt. Ganz langsam und vorsichtig steigen Sie weiter. Sie können Ihre Hände auf den Felsen vor sich kaum sehen. Dann löst sich die Wolke auf, und Sie sehen neuerlich den Himmel. Die Atmosphäre ist außergewöhnlich rein. Alle Farben sind in dieser großen Höhe viel klarer, die Farben der Felswände sind lebendig in den Sonnenstrahlen. Lassen Sie dies alles kurz auf sich einwirken und gehen Sie erst weiter, wenn Sie damit fertig sind.

Der Anstieg ist jetzt einfacher. Es ist, als ob Sie weniger wiegen und wie von selbst zur Spitze hingezogen würden. Sie möchten diesen höchsten Punkt gerne erreichen.

In dem Maße, in dem Sie sich der Spitze nähern, werden Sie immer mehr vom Bewußtsein der Höhe erfüllt. Sie bleiben stehen und sehen sich um. Sie sehen andere Bergspitzen, in der Nähe und weiter weg. Das Tal liegt unter Ihnen, weit in der Tiefe, und Sie erkennen einige Dörfer.

Sie gehen weiter und erreichen schließlich die Spitze, ein Plateau. Hier ist die Stille vollständig, und der Himmel ist vom reinsten, tiefsten Blau. Am Ende des Plateaus sehen Sie jemanden stehen. Sie wissen, daß er oder sie weise ist, voller Liebe und bereit, dem zuzuhören, was Sie zu sagen haben. Sie wissen, daß dieser Mensch Ihnen erzählen kann, was Sie wissen wollen.

Zuerst sieht es so aus, als wäre er nur ein leuchtender Punkt in der Ferne.

90

Dann bemerkt der andere Sie jedoch, und ganz langsam gehen Sie aufeinander zu. Sie fühlen die Ausstrahlung dieses Menschen allmählich näher kommen. Das gibt Ihnen ein frohes und starkes Gefühl. Sie sehen das Gesicht und das strahlende Lächeln dieses Weisen und spüren, wie warme Liebe Sie durchstrahlt.

Nun stehen Sie einander gegenüber und sehen sich in die Augen. Sie wissen, daß Sie mit ihm über jedes Problem reden können, daß Sie alles sagen können, jede Frage, die in Ihnen aufkommt, stellen können. Still und andächtig hören Sie die Antwort und Sie sprechen so lange, bis Sie Ruhe und Stille in Ihrem Herzen fühlen.

Reinigung und Stärkung Ihrer Aura

Unser Körper beschränkt sich nicht auf die direkt wahrnehmbare materielle Hülle, er wird außerdem von einer Aura umgeben, einem eiförmigen Energiefeld. Dieses Energiefeld besteht aus drei Schichten: aus dem ätherischen, dem astralen und dem spirituellen Körper.

Der ätherische Körper hat eine Ausstrahlung von einigen Zentimetern um den materiellen Körper herum. Seine wichtigste Funktion ist der Erhalt und die Weitergabe von Lebensenergie, „Prana" oder „Chi" genannt. Um diesen herum liegt der astrale Körper, der bis ungefähr 30 Zentimeter reichen kann. Der astrale Körper spiegelt die emotionelle Verfassung und die Gedankenwelt des Menschen sowie seine Reaktionen auf die Stimmungen anderer wider. Negative Gedanken oder nicht verarbeitete Emotionen können sich vom astralen Körper zum ätherischen und materiellen Körper ausbreiten und sich in Form von psychischen und physischen Beschwerden manifestie-

ren. Der astrale Körper schließlich wird vom spirituellen Körper umgeben. Dieser erstreckt sich von einem halben bis zu einigen hundert Metern, je nach persönlicher Entwicklung. Zwischen allen vier Körpern findet ein konstanter Austausch von Energie statt. Paranormal begabte Menschen sehen die Aura fortwährend in Bewegung, als ob sie von einer Brise bewegt würde. Das Wort „*Aura*" bedeutet übrigens wörtlich *frischer, linder Wind, Luftstrom*.

Die erste Schicht unserer Aura, der ätherische Körper, kennt sieben Energiezentren, die sogenanten *Chakren*. Sie fungieren als Empfangs- und Verteilerstationen der vitalen Energie zwischen dem physischen Körper und der Aura. Empfindliche Menschen nehmen sie als wirbelnde, kegelförmige Strudel wahr. Jeder Mensch kann aber die Energie der Chakren wahrnehmen, indem er lernt, ihre Wärme mit den Händen zu fühlen.

91

Ein Chakra korrespondiert, außer mit einem bestimmten Körperteil, immer mit psychischen und spirituellen Komponenten. Wird eines der Chakren durch ein physisches oder psychisches Trauma beschädigt, wird sich dies in Form einer gestörten Funktion im betreffenden Körperbereich äußern. So weisen eine heisere, mißtönende Stimme und ein steifer Nacken auf eine Energieblockade im Halschakra hin.

Die sieben Chakren korrespondieren mit sieben physischen und psychisch-spirituellen Bereichen und außerdem mit sieben spezifischen heilenden Farben:

Die sieben Chakren

Chakra	Physischer Bereich	Psychisch-spiritueller Bereich	Farbe
Basischakra	Beine, Füße, Genitalien, Anus	Sexualität	rot
Milzchakra	Leber, Milz, Bauchspeicheldrüse	Vitalität	orange
Sonnengeflecht	Magen, Gallenblase, Zwerchfell	Macht, Begierde	gelb
Herzchakra	Herz, Brüste, Blutzirkulation	Liebe	grün
Halschakra	Hals, Arme, Hände, Mund, Stimme	Kreativität	blau
Stirnchakra	Kopf, Nervensystem	Intuition	indigo
Haarwirbelchakra	Schädel, Gehirn	Spiritualität	violett

Ein schöner Abschluß und eine letzte Hilfe bei Ihrer Strategie für die Wechseljahre ist die Übung auf Seite 93. Hierin finden Sie eine Anwendung der heilenden Wirkung von Farben auf Chakren. Irritationen und Spannungen lösen sich. Die Übung hat einen harmonisierenden Einfluß, weil sie den Kontakt zwischen den verschiedenen Chakren wiederherstellt. Machen Sie diese Übung, wenn Sie sich aufgeregt, nervös oder angespannt fühlen. Sprechen Sie die Übung vorher langsam auf eine Tonbandkassette, und legen Sie nach jedem Absatz eine kurze Pause ein. Schließen Sie während der Übung die Augen, um die Konzentration zu erhöhen.

DIE SCHNUR ZUR ERDE

Stellen Sie sich vor, es erstreckt sich eine Schnur von Ihrem Steißbein zum Mittelpunkt der Erde. Die Schnur ist gleichsam die Verlängerung Ihrer Wirbelsäule und verläuft über den Boden in die Erde hinein.
Hat die Schnur den Mittelpunkt der Erde erreicht, binden Sie sie fest. Bestimmen Sie selbst, in welcher Art und Weise Sie die Schnur festbinden. Erfahren Sie das Gefühl, durch eine Schnur mit dem Erdkern verbunden zu sein.
Jetzt machen Sie die Schnur in Gedanken zweimal so dick, und erfahren Sie, wie sich das anfühlt.
Machen Sie die Schnur nochmals zweimal so dick, und stellen Sie wiederum fest, wie sich das anfühlt.
Machen Sie die Schnur so breit, daß Sie darauf sitzen können. Erfahren Sie, wie es ist, mit einer derart breiten Schnur mit der Erde verankert zu sein.
Lassen Sie die Schnur jetzt langsam dünner werden, bis sie eine für Sie angenehme Dicke erreicht hat.
Lassen Sie vom Mittelpunkt der Erde aus die Farbe Rot auf sich zuströmen, und erfahren Sie, wie sich das anfühlt.
Langsam verschwindet diese Farbe und verwandelt sich in Orange. Stellen Sie fest, wie Sie dies erfahren.

Auch das Orange verschwindet und weicht dem Gelb. Wie fühlt es sich an, daß diese Farbe vom Mittelpunkt der Erde auf Sie zuströmt?
Die Schnur ändert ihre Farbe und wird grün. Lassen Sie diese Farbe in Ruhe auf sich einwirken.
Die Farbe Grün verschwindet und weicht dem Blau. Über die Schnur strömt die Farbe Blau auf Sie zu, wie erfahren Sie das?
Neuerlich strömt eine andere Farbe auf Sie zu. Diesmal ist es die Farbe Indigo, ein sehr dunkles Blau. Stellen Sie fest, wie Sie diese Farbe erfahren.
Langsam verschwindet das Indigo und weicht dem Violett. Vom Mittelpunkt der Erde aus strömt die Farbe Violett durch Ihren gesamten Körper. Wie fühlt sich das an?
Lassen Sie diese Farbe verschwinden und wählen Sie jetzt die Farbe, die Sie in diesem Augenblick am meisten anspricht. Denken Sie aber nicht darüber nach, sondern wählen Sie spontan die Farbe, die Ihnen zuerst einfällt. Das ist die Farbe, die Sie jetzt brauchen und die eine heilende Wirkung auf Sie hat.
Lassen Sie diese Farbe, solange Sie das Bedürfnis haben, auf sich zuströmen. Stellen Sie sich vor, daß diese wohltuende Farbe wie ein reinigender Strom durch Ihren gesamten Körper fließt und Sie mit Vitalität versorgt.
Danach lösen Sie allmählich die Schnur und öffnen langsam die Augen …

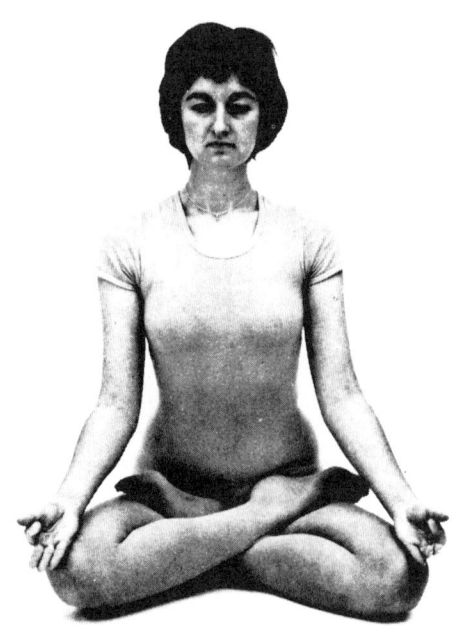

Literaturverzeichnis

Asjes, E.: Aromatherapie. Deventer 1985.

Amber, R.: Farbenheilkunde. Amsterdam 1983.

Atkins, A. C.: Die Ernährungsrevolution. Baarn 1979.

Baarle, J. van: Neue Fußmassage als Therapie. Amsterdam 1980.

Baarle, J. van: Moxa. Amsterdam 1980.

Baarle, J. van: Akupunktmassage. Amsterdam, ohne Jahreszahl.

Bloem, M.: Wechseljahre. Amsterdam 1978.

Boericke, W.: Materia media. San Francisco 1903.

Börngen, S.: Handbuch der Heilkräuter. Amsterdam 1978.

Braun, S. M.: Zellulitis ist heilbar. Rijswijk 1980.

Butler, R. N.: Intimität und Altern. Houten 1978.

Chandu, J. F.: Heilende Farben. Wassenaar 1976.

Dalet, R.: Bleibe schön und gesund durch einfaches Drücken mit dem Finger. Utrecht 1981.

Dijk, P. v.: Heilmethoden in den Niederlanden. Deventer 1984.

Dijk, P. v.: Sanfte Techniken in der Hausarztpraxis. Deventer 1982.

Ewald, H.: Akupunktur in der Praxis. Zwolle 1980.

Faassen, F. v.: Anatomie. Histologie und Physiologie des Menschen. Alphen aan de Rijn 1984.

Fischer-Rizzi, S.: Bezaubernde Düfte. Amsterdam 1987.

Fonda, J.: Fühle Dich jung. Haarlem 1985.

Führer für Heilpflanzen. Amsterdam, ohne Jahreszahl.

Gabriel, I.: Kräuterführer. Amsterdam, ohne Jahreszahl.

Großes Kräuter-Gesundheitsbuch. Helmond, ohne Jahreszahl.

Haneveldt, G. T.: Medizinisches Gesundheitsbuch. Ede 1982.

Hunt, R.: Heilende Farben. Amsterdam 1984.

Kent, J. T. : Lectures on homeopathic Materia Medica. Ivanston 1900.

Kent, J. T.: Repertory of the homeopathic Materia Medica. New Delhi 1989.

Kercher, J.: Aromatherapie für jedermann. Rijswijk 1988.

Kohn, H.: Vollständiger Vitamin- und Mineralstoff-Führer für jedermann. Utrecht 1986.

Korse, A.: Handbuch der Edelsteinmethoden. Hoogland 1988.

Kraus, M.: Ätherische Öle. Amsterdam 1992.

Lidell, L.: Orientalische und westliche Massage. Amsterdam 1984.

Mindell, E.: Vitamine und Kondition. Rijswijk 1982.

Nutzpflanzen in Farbe. Amsterdam 1965.

Oldenhave, A.: Das Erleben der Wechseljahre. 1981.

Ottolander, G. den: Interne Medizin. Utrecht 1983.

Rijgersberg, E.: Kurz gefaßte Farbenlehre. Amsterdam, ohne Jahreszahl.

Reijnders, L.: Heilmittel in den Niederlanden. Amsterdam 1989.

Roberts, H.: The principles and art of cure by homeopathy.

Scheingold, L. D.: Liebe im Alter. Katwijk, ohne Jahreszahl.

Schiegl, H.: Farbentherapie. Deventer 1981.

Serizawa, S.: Druckpunktmassage. Deventer 1975.

Siebers, F.: Essentielle Öle und Aromatherapie. Breda 1985.

Soetenbeek, A. M.: Wisse, was Du schluckst. Alphen aan de Rijn 1982.

Stoppard, M.: Frau und Gesundheit. Bussum 1983.

Tägliches Essen. Consumentenbond. Den Haag 1986.

Tetteroo, T.: Edelsteintherapie von A bis Z. Baarn 1990.

Ulrich, W.: Akupressur und Akupunktur. Baarn 1976.

Verkuil, L.: Eßversklavung. Amsterdam 1984.

Voorhoeve, J.: Homöopathie in der Praxis. Zwolle 1980.

Wagner, F.: Akupressur, der Weg zur Gesundheit. Amsterdam 1988.

Warren, Fr. Z.: Akupressur hilft! Kampen 1982.

Wolffers, I.: Medikamentenstreifen. Baarn 1977.

Wijn, J. F. de: Die tägliche Ernährung. Houten 1984.

Stichwortverzeichnis

100

Die Autorin

Joyce Wouters, geboren am 13. 4. 1947, ist seit Beendigung ihres Studiums an der Akademie für Naturheilkunde in Bloemendaal, Holland, in ihrer naturheilkundlichen Praxis in Haarlem tätig. Dort behandelt sie seit vielen Jahren Frauen mit Wechseljahrbeschwerden. Sie arbeitet mit naturheilkundlichen Behandlungsmethoden, Homöopathie, Ernährungsvorschriften, Bach-Heilmitteln, Massagen und diagnostiziert mit Hilfe von Iriskopie und medizinischer Astrologie. Außerdem ist sie diplomierte Hatha-Yoga-Lehrerin und hält diverse Kurse und Vorträge. Sie publiziert regelmäßig über alternative Heilkunde. Auf der Grundlage ihrer astrologischen Kenntnisse berät sie in Erziehungs-, Beziehungs-, Gesundheits- und Berufsangelegenheiten.

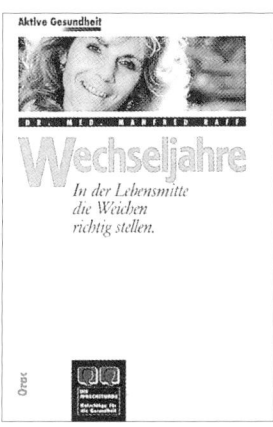

HILF DIR SELBST

Die klassische Erfolgsreihe für naturnahe Selbstbehandlung

Lieferbare Titel:

Böhmig: Aufbau von Abwehrkräften
Böhmig/Wimpffen: Durchblutungsstörungen
Böhmig: Entschlackungs- und Entgiftungskuren
Böhmig/Wimpffen: Gelenkprobleme
Böhmig: Rheumaschmerz und Gicht
Böhmig: Rückenschmerzen und Ischias
Böhmig: Schlafstörungen, Stress und Nervosität
Böhmig: Stoffwechsel und Verdauung
Böhmig: Heilmittel Ernährung
Böhmig: Husten, Schnupfen, Heiserkeit
Böhmig: Kopfschmerz und Migräne
Böhmig/Wimpffen: Magen- und Darmstörungen
Böhmig: Alternative Hausapotheke
Van der Burg: Mit Magnetismus heilen
Muller-David: Reflexzonenmassage
Feichtinger/Kurt: Frauensache
Samuel: Psychologische Selbstbehandlung
Gartner: Entspannung für Körper, Geist und Seele
Eggetsberger: Kopftraining macht gesund
Wouters: Wechseljahre

Erhältlich in jeder Buchhandlung